癌症幸存者的勇气赞歌

U0226609

癌症幸存者的秘密

夏　溟　袁境远　著

科学技术文献出版社
SCIENTIFIC AND TECHNICAL DOCUMENTATION PRESS

·北京·

图书在版编目（CIP）数据

癌症幸存者的秘密 / 夏滇, 袁境远著. -- 北京 ：
科学技术文献出版社, 2025. 3. -- ISBN 978-7-5235
-2021-5

Ⅰ. R73-49

中国国家版本馆 CIP 数据核字第 2024QQ0513 号

癌症幸存者的秘密

策划编辑：王黛君　责任编辑：吕海茹　责任校对：张　微　责任出版：张志平

出　版　者	科学技术文献出版社
地　　　址	北京市复兴路15号　邮编 100038
编　务　部	（010）58882938，58882087（传真）
发　行　部	（010）58882905，58882868
邮　购　部	（010）58882873
官 方 网 址	www.stdp.com.cn
发　行　者	科学技术文献出版社发行　全国各地新华书店经销
印　刷　者	北京地大彩印有限公司
版　　　次	2025 年 3 月第 1 版　2025 年 3 月第 1 次印刷
开　　　本	880×1230　1/32
字　　　数	119千
印　　　张	5.25
书　　　号	ISBN 978-7-5235-2021-5
定　　　价	45.60元

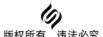

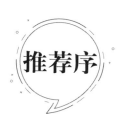

推荐序

　　作为夏淏教授多年的同事，我怀着无比欣慰与自豪的心情，为这本凝聚着医学智慧与人文关怀的著作撰写推荐序。本书由夏淏教授与资深媒体人袁境远女士倾力创作，历时 3 年，深入采访几十位癌症幸存者，精选 9 位最具代表性的抗癌故事，以真实案例为脉络，深刻揭示了癌症患者与疾病抗争的勇气、智慧与生命韧性。

　　本书展现的 9 位癌症幸存者的故事，字字血泪，句句真情。从乡村医生大伯放弃化疗却奇迹生存 25 年的豁达，到年轻母亲为听障儿子重燃希望的坚韧，再到两度罹患肿瘤仍坚守手术台的医者风范……这些故事不仅是对抗癌症的个体史诗，更是对生命意义的集体叩问。作者以细腻的笔触还原了患者从恐惧、挣扎到重生的心路历程，让读者深切感受到：癌症的敌人不仅是医学技术，更是绝望与孤独；而真正的解药，是希望、爱与尊严。

　　夏淏教授作为深耕泌尿外科领域 40 余年的医学专家，以其深厚的临床经验与学术积淀，为本书注入了坚实的医学内核。书中不仅详尽剖析了胃癌、睾丸癌、卵巢癌等多种癌症的诊疗过程，更从手术决策、化疗方案、术后康复等维度，提炼出了科学且实用的抗癌策略。尤为难得的是，作者并未止步于医学技术的探讨，而是结合临床实践，呼吁医疗体系重视癌症幸存者的长期康复需求，强调心理支持、营养干预与社区关怀的整合，将视角延伸至患者的心理调适、家庭支持与社会关怀，展现了"医学即人学"的深刻理念。书中"话疗比化疗更重要""战略上藐视、战术上重视癌症"等观点，既是医者仁心的体现，也为现代医学模式提供了重要启示。书中对"过度治疗与治疗不足的平衡""医患信任的建立"等议题的探讨，为医疗从业者提供了深刻反思。同时，作者以"癌症幸存者不应成为隐形人"的倡议，推动社会正视这一群体的价值与贡献，其社会意义已远超医学范畴。

综上，《癌症幸存者的秘密》是一部融合医学真知、生命哲学与社会关怀的佳作。它不仅是癌症幸存者的勇气赞歌，更是一面镜子，映照出医学的温度与人性的光辉。作为夏溟教授的同行者，我深信此书必将成为抗癌领域的经典之作，为无数人点亮生命的希望。特此作序，向作者致敬，并向每一位读者郑重推荐！

梁军

北京大学国际医院院长、党委书记、肿瘤中心主任

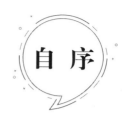

为何要记录这些癌症幸存者？

从我 20 岁刚从医学院毕业，便开始和形形色色的癌症患者打交道，在我从事临床医学工作的 40 多年间，我接诊的癌症患者达上万人，找我咨询癌症治疗的人更是不计其数。

这些患者中，既有陌生人，也有我的朋友、家人。我一次次地目睹他们，从惊恐万状地发现癌症，到万念俱灰时找到我，再到心怀忐忑地接受治疗、身心俱疲地承受癌痛……他们的苦痛，让我无法只把自己当成医生，我无法完全客观、不带感情色彩地面对他们，也常常会随着他们的痛苦而心痛，随着他们病情的好转而喜悦。

我常常希望，有一天能找到治疗所有癌症的秘诀，把这些痛苦的患者们瞬间从苦海中解救出来。这应该是许多医学者的幸福，更是患者的幸福！

当然，我也知道，饭要一口一口吃，患者也要一个一个治，世界上根本就不存在什么灵丹妙药，能让这世上不到一分钟就出现一位的癌症患者彻底免除疾病的折磨。癌症治疗是一项长期任务，它既依赖于病情状况、医疗手段，又取决于患者的心态、家人的照护和社会的支持，是一项真正的系统工程，是一场需要假以时日和资源的漫长战役。

《癌症幸存者的秘密》这本书，来自于我和袁境远女士——资深媒体人。我们历经3年，采访了几十位长期幸存的癌症患者，又精选了其中最有代表性的9位，把他们战胜癌症的经历呈现给大家。

境远女士在接触这个选题之前，和社会上很多人一样，以为罹患癌症的人就等于被宣判死刑，生命如同限期存款，多则三五载，少则数月，便会消逝。其实，有很多早在十几年、二十几年前就被诊断为恶性肿瘤，经过治疗一直存活到现在的幸运者们。他们抗癌并长期存活的经历，是在他们离开医院之后，是我们这些医者都不甚了解的。

我怀着忐忑的心情，给他们一位一位拨通了电话进行随访和采访邀约，当听到他们在电话那头，传来爽朗的笑声，我就知道，他们真的成了这场与癌症较量中的胜利者，他们不仅依靠医学，也依靠自己、家人，战胜了癌症。

在和这些癌症幸存者的交谈中，我褪去医学专家的身份，以采访者的身份出现在他们面前，向他们真诚请教：这些年他们是如何克服癌症带给他们的恐惧和伤害，一点点力挽狂澜，把癌症这个对手死死拖住，为自己争取时间和信心，直到幸运地把自己从癌症的泥沼中拯救出来的。

他们的很多做法，比如癌症的早期发现、发现之后规范地治疗、积极接受化疗等辅助治疗手段、按医生的要求定期复诊……都是我认为要长期遏制癌症必须遵循的。

同时，他们面对困难不忧不惧、积极乐观的心态，对治疗癌症也发挥了不可估量的价值，这也印证了我对他们的直观感受，癌症患者越乐观，越幸运；越无惧，越健康。

他们各自还有不少抗击癌症的"独门秘籍"，有些是我了解的，有些是我都觉得新鲜有趣的，在这里，我就不一一赘述，留些想象空间，让大家到书中寻找答案吧。

除了记录他们各自的抗癌经历和体会。作为和癌症"交手"40多年的医学专家，我还详细研究、分析了每位癌症幸存者的诊治过程。

我从诊断、治疗决策、个性化诊疗方案的选择到手术、药物、放化疗等多种治疗方法的利弊分析，以及患者的心理变化、家庭和社会环境、术后康复，营养等各个方面，努力寻找这些幸存者长期生存甚至治愈癌症的主客观原因。

我们也想通过这本书告诉大家，癌症幸存者不应该成为这个社会的隐形人，他们应该被大大家看见。他们抗癌的经验和见解，不仅在个人层面具有积极意义，也对社会和整个医疗体系有重要的启示意义；他们的心路历程、生活体验，无疑为癌症防治和康复事业贡献了宝贵的智慧。

癌症幸存者的体验，直接关系到医疗体系的运作和质量。在治疗过程中，他们面临着痛苦和不确定性，临床医生应当尽可能提供更加人性化和温暖的关怀。这需要从医务人员的培训和教育入手，加强他们的沟通技巧和情感护理能力，使患者能够感受到更多的关爱和支持。

医疗体系还需重视癌症幸存者在康复期的需求。他们需要持续的跟踪观察和治疗，以及心理和营养上的支持。因此，应当建立更为健全的康复体系，为幸存者提供长期的身心康复服务，使他们能够全面恢复并重新融入社会。

癌症幸存者对医疗体系的启示，还包括对医疗技术和治疗方法的反思。随着科技的进步，我们需要不断更新和改进癌症的治疗手段，努力提高治愈率和降低治疗副作用。同时，也需要加大对癌症的早期筛查和预防工作，使更多的患者有机会在早期得到有效治疗。

癌症幸存者的故事，不仅能够激励患者和康复者，也能够影响整个社会。他们勇敢面对病魔、顽强求生的态度，无疑给了更多人力量，唤起了更多人对生命的珍视和对未来的希望。

最后，我们要感谢本书的出版社和编辑，她们的鼓励和支持，也给本书的诞生创造了奇妙的灵感和动力。

夏溟

2025 年 3 月 于北京

目录

打败胃癌 25 年的大伯：找到活着的意义比抵抗疾病更重要

——

医疗决策——治或不治，怎么治？

大伯是在他 66 岁（1999 年）生日那天被确诊患癌的，一辈子没得过啥病的他，患了农村最常见，也是致死率最高的病——胃癌。

作为村里"包治百病"的唯一村医，他确认自己进入癌症晚期后，做出了一个让所有人困惑的决定——放弃治疗。

"村医"大伯

大伯成为村医，就像村里出个木匠、泥瓦匠、杀猪的一样，没啥稀奇的。他一天医学院也没念过，所有的医学知识都是师傅口传心授，并且在实践中手把手教给他的。

村支书爷爷让大伯跟着一位退役的国民党军医学治病，纯粹是为了让大伯学门手艺当饭碗，况且，娘娘庙村怎么也得有个医生。

在我小时候生活的地方，治病好像是一件技术含量很低的活儿。小孩发烧（发热）烧糊涂了，大人就拿香灰和水让孩子喝下去，实在找不到香灰，就到门外抓一把黄土替代。孩子后来是喝香灰水好的，还是自愈的，一直是个谜。

那时，大伯总背着个齐齐整整的药箱，穿着领子平整的的确良衬衫，去村卫生所上班，或者去村民家里看病，那飒爽又"职业"的身影，让村里人为之侧目，也在我心里埋下了当医生的种子。

作为新中国最早一代村医，他是典型的全科医生，内、外、妇、儿样样"精通"。要是像现在的医生，分专业看病，非本专业的病不看，是会让村民笑话没本事的。

除了治疗村民拉肚子、咳嗽、小便发黄这些常见病，给骨折的患者打个夹板，给受了外伤的村民缝个针，大伯也全都不在话下。

放弃自己才是最优解？

没想到，十八般技艺样样精通，对各种疾病所向披靡的大伯，居然自己绊倒在胃癌这个"绝症"上。

连续半个月吃不下饭，胃总隐隐发胀，大便发黑，大伯就知道，自己可能摊上事儿了，得去北京做个胃镜瞧瞧。

我那时是北京协和医院泌尿外科的医生，也是"娘娘庙村驻京医疗办公室主任"，大伯的事情自然不敢怠慢。

胃镜检查结果和大伯预测的一样，晚期胃癌，而且已出现淋巴结转移。

大伯毫不惊慌，拿起检查报告，眯着眼睛瞅了瞅，眼神淡然，就像是在看别人的报告单。他对着报告单，缓缓吐出一个烟圈，再扬起脑袋，定定地看向陪他来北京看病的二儿子，悠悠地说，走吧，咱不治了。

娘娘庙村里，村民因为癌症去世的不在少数。一般都是先感到身体某个部位不舒服，等捱些日子，感觉疼痛难忍，再由家人送医院检查，检查再耗费些时日，待正式确诊时，往往都是癌症晚期了。这样的事情多了，谁家再有人莫名疼痛，就自然地猜想是不是得了癌症。大伯看到检查结果并不惊慌，心理准备是早有了。

癌症的早期发现本身就是个医学难题，在医疗条件落后的农村，大家没有养成体检的习惯，很多人一发现得了癌症就已经是晚期了。大伯的胃癌处于晚期，也在他的预料之中。

农民得癌症，原因很多，身体劳累、环境污染、农药伤害……而且，农村癌症患者的死亡率比城市患者高出很多倍。

癌症治疗所需要的天价费用，在农民看来，不能拯救他们的命，却能是压垮家人、摧毁自己一生微小的成就——家。

"拖累"是很多农村患癌老人最常用的词，他们用尽一生，为生活奔忙，认为老了让亲人为自己受苦，就属于造孽了。

所以，大多数农民，在癌症面前，会主动选择放弃治疗，为了亲人、为了孩子、为了家，放弃自己似乎才是最优解。

做手术，就有活下来的希望

大伯是村医，更是朴实的农民，在癌症面前，他觉得治也没意思了，反正也治不活，还白白花那么多钱。

我是大伯看着长大的，无论是从亲情，还是从对医学的笃信出发，都让我觉得，绝不能让大伯就这样放弃。我很清楚，如果他能在我工作的医院接受手术，还是有一线生机活下去的，但如果什么都不做，直接回去，只能是等死了。

况且，就算他愿意，等死也不会好过，癌症后期如影随形的疼痛，会一点一点啃噬他最后的意志和尊严。

想到这里，我有点控制不住自己的情绪，大声对大伯说："你必须在这里治，没啥可商量的，哪怕是死在手术台上，也比回家等死强。"

我父亲当时在北京帮我带孩子，他也劝自己大哥："你就在医院治吧，就算最后不行，也没有遗憾了，况且有你侄子在，不会治不好的。"

大伯的儿子很孝顺，坚决支持父亲留在北京治疗。他不懂艰深的道理，不懂什么是最佳医疗决策，他只知道，手术不做，父亲百分之百会死，做了手术，就有一线活下来的希望。

大伯的手术由当时北京协和医院消化科赫赫有名的邱教授操刀，为了尽可能彻底地消灭肿瘤，大伯2/3的胃被切除。

肿瘤深藏，完全切除并不容易

按照当时医生们的共识，癌症外科手术要尽可能全面、彻底，不仅要割掉明显的肿瘤，还要把肿瘤周边的组织也清扫一遍，尤其是肿瘤附近的血管和淋巴结。大伯的胃癌已经发生了晚期转移，后来的病理报告也显示，肿瘤至少已侵犯了2个淋巴结。

癌细胞是一种自我复制繁殖很快的细胞，只要留一点残余就能兴风作浪，所以外科医生总是尽可能将其切得干净彻底，防止部分癌细胞被漏掉，再借助人体的循环系统转移到身体其他部位，生根发芽。

在病理结果出来之前，在这个指导原则下，手术具体切哪儿，切多少，基本依赖于外科医生的经验。

要知道，肿瘤可不是光溜溜、圆滚滚，一看就和身体正常组织不一样，很容易被识别、剔除。肿瘤组织深藏在人体内部，和正常身体组织紧密咬合，犬牙交错，边界模糊。尤其是发生转移的肿瘤，其大小和具体位置更不容易被识别，所以外科医生给癌症患者做手术时，常常需要依靠自己的经验和判断下刀。有时，他们也不完全确定或者说无法确定到底有没有把癌细胞切除干净，或者有没有切掉太多的正常组织。但他们也会尽量避免过于激进的手术误伤正常的人体组织，给患者带来不必要的永久伤害。

大伯和他的家人，都选择相信医生，相信医生会为他们做出最好的判断和抉择。这种信任，往往能激发出医生更大的潜能，和更多的责任感，把患者当成自己的亲人，谨慎抉择，大胆取舍。

手术中，邱教授把大伯胃部和淋巴结肿瘤细细清扫一遍后发现，还有很多淋巴结深处的肿瘤清不干净。如果继续清除下去，还会连带伤害更多正常组织，在尽了最大努力之后，邱教授决定关腹。

"不完美"的化疗

对出现扩散、转移的晚期癌症患者，无论是手术刀，还是放射线，都很难探入全身组织寻找并杀死所有游离在外的癌细胞，这时候，化疗就是最好的选择。化疗药物中的化学物质，可以随人体循环系统到达全身各处，并在一路上不断识别和杀死单个癌细胞。于是，我建议大伯手术后立刻进行化疗。

彼时的大伯，身体已经非常虚弱了，又受到外科手术的"打击"，更显羸弱。对我的提议，大伯表现出明显的畏难情绪，怕受化疗之苦，怕身体耐受不住，也怕医疗费用持续增加。

但既然手术治疗的决心都下了，也取得了阶段性成果，如果不追加化疗，扫荡残余癌细胞，等癌细胞反扑、肆虐到无法控制时，就真的山穷水尽了。我和大伯的家人，只能继续给大伯做思想工作，说服他接受化疗。

客观来说，如果大伯继续留在北京协和医院化疗，效果当然不错。但相较于他老家的医院——一个三线城市的医保可覆盖医院，北京协和医院化疗的费用及家人照顾的成本明显高得多。

大伯前期手术已经花了1万多元，这几乎是他整个家庭的年收入。更高昂的化疗费用，老人说啥也不舍得花了。

最终，大伯带着北京协和医院的化疗方案，返回老家的医院做治疗。

可能是大伯当时身体过于虚弱，第一次化疗就让他高烧（高热）不退，过高的体温甚至烧坏了他一侧鼻翼，在他鼻子上留下了一个永久的黑洞。原本3~4个疗程的化疗方案，就这样不了了之。大伯说，癌症不能病死，这高烧能烧死人。

说起来，大伯的治疗并不完美。一方面，是大伯本身已到癌症晚期，病情危重；另一方面，手术没有切除所有的癌细胞，计划继续清除剩余癌细胞的化疗，也因高烧而搁浅。

大伯放弃了化疗，也知道可能前景不明，但他似乎也并不担忧，反正生死有命、富贵在天，过一天算一天吧。

从来不是以长寿为目标活着

抱着这样的心态，大伯又好好地活了25年。他越是不把疾病当成包袱，疾病倒真是不来找他麻烦了。这25年，他竟一次也没去医院复查过，也丝毫不担心疾病会复发。和他共同生活的二儿子说，父亲是个很乐观的人，思想也很开放，很少患得患失。

记得我有个高中同学，性格忧郁，很少见他笑过，也没见他脸上有过光彩。24岁那年，他也得了和大伯一样的胃癌，查出癌症没到 3 个月，人就过世了。彼时，他刚和新娘领完结婚证，还没来得及办婚礼，结婚证上的红章还散发着油墨的味道。

知道他得癌的消息，我就预感到，他可能活不长。我见过的病情迅速恶化的癌症患者，基本都是性格很忧郁的人。当然，这和年轻人患癌恶性程度较高也有关系。

大伯回去之后，村医也不做了，真正过起了陶渊明那般"采菊东篱下，悠然见南山"的生活。

大伯的家乡，也是我出生、长大的地方——安徽和县，是个四季分明、气候温和湿润的地方。这里雨量充沛，光照充足，非常适合农作物生长。大伯在房前屋后种上了各种蔬菜，大蒜、白菜、玉米、大豆……应有尽有。每天照顾这些蔬菜是大伯必做的功课。直到大伯即将九十高龄，依然每天和二儿子在田间地头劳作，从不懒怠。

劳动让他身体强健，也让他的精神充实，有寄托。这未尝不是一种最好的养生方式。

2023 年 7 月，大伯的老伴因为心脏病去世。她去世前 10 年就已经丧失了生活自理能力，全靠我大伯照料。大伯作为癌症患者，从不把自己当患者，反而成了承担家庭责任的最有力者。

大伯说，他想活得更长久，但并不是刻意追求长寿，虽然走过了这么漫长的人生，但从来不是以长寿为目标活到现在。

年轻时他要照顾家庭、医治患者，晚年还要照顾自己和老伴，照顾好自家的田地，这些实实在在的生活目标，让他有了活着的意义，也有了活着的动力。

我认识的所有长期生存的癌症患者，几乎都有着明确的人生目标，都乐于帮助他人，而不是把治病、活下去当作唯一的使命。他们在帮助他人的过程中，散发着生命的光和热，也让自己的生命更有价值和活力。

很多癌症患者在阶段性治疗结束，重新回到工作中时，因为有了更明确的生活目标，有了更清晰的价值感，也有了来自同事和领导的认可，在适度的工作状态下，自身的免疫能力也得到了增强。癌症患者能够获得的最大能量来自"我还是一个有价值的人，不是一个绝症患者"。

人类无法抵抗衰老和疾病，找到活着的意义比一味抵抗疾病更重要。

夏溟 医学点评

晚期癌症患者，竟然还能靠手术治愈！

25 年前，我至亲的大伯因患胃癌来到我工作的医院治疗。当时我在北京协和医院泌尿外科工作。大伯已料到自己的病不太好，可能是癌症，但本着对生的渴望，直奔我而来。

如今，大伯在北京协和医院的治疗已经过去 25 年了，老人已 90 岁高龄，仍然健康快乐地生活着。我通过分析大伯诊疗和决策的全过程，谈谈晚期癌症患者的长期生存。

家族中有学医者，对做出正确的医疗决策至关重要

虽然我大伯也是个医生（村医），但毕竟对现代医学知识了解有限，他之所以直奔我而来，也是因为我在北京协和医院工作，可能给他的诊治带来新的希望！

有多少晚期癌症患者，没有大伯这么幸运，找不到合适的医疗资源，且不说晚期癌症，即使是早期癌症，也会在寻寻觅觅里失去最佳治疗时期。

家族中有从医者，一方面，能为家族中患癌的亲戚放心地、设身处地地提出专业、合理的建议；另一方面，出于亲戚之间的绝对信任，患者更容易听从亲友医生的专业意见，及时进行有效治疗。大伯虽然也曾打算放弃进一步治疗，但在我的建议下，他

最终还是选择了"拼死"一博，接受手术、尝试化疗。

我找到北京协和医院消化科同事邱教授，恳请他为我大伯手术，而邱教授因为有我的信任担保，也更安心地施展他的手术技艺，为我的大伯治疗！如果不是我学医懂医，谁会坚定地支持大伯采取手术治疗；如果不是邱教授，谁会毫无顾虑地为身患晚期癌症的患者冒极大的风险做手术呢？！

以我从事泌尿系统肿瘤治疗的多年经验来看，晚期癌症患者只要没有发生全身广泛性转移，也没有手术禁忌证，且全身情况没有明显的恶病质状态，手术切除肿瘤原发灶及区域淋巴结还是首选的治疗方案。

作为外科医生要首先考虑，手术给患者带来的创伤是否小于疾病本身给患者带来的创伤。如果手术给患者带来的创伤大于疾病本身给患者带来的创伤，就没有必要采取手术治疗。我大伯当年才66岁，虽然肿瘤局部体积大，且发生了局部淋巴结转移，但他没有手术禁忌证，全身情况良好，所以我坚持首先采取手术治疗，否则待病情进展失去手术机会将追悔莫及。

肿瘤综合治疗固然很重要，但患者自身免疫力的提高也同样重要

大伯的手术很顺利，也很成功。以治愈为目的的外科手术的最基本的要求是完整且在安全范围内切除肿瘤。肿瘤切除的安全范围的取舍与癌症的种类、部位息息相关，如果肿瘤组织很逼近切除边缘，或切除边缘有肿瘤组织，也就是俗话说的没切干净，很容易引起局部区域性复发。现在看来，邱教授为大伯做的肿瘤切除，是比较彻底的。

　　大伯的胃被切除了 2/3，但淋巴结清扫得并不完美，理论上术后应该配合化疗。大伯由于自身的原因，在一次严重的化疗反应后，拒绝继续配合原定的化疗方案。

　　然而，神奇的是，25 年过去了，大伯的肿瘤既没有复发，也没有转移，身体健康状况良好。90 岁高龄的大伯不仅生活能自理，还能照顾老伴，从事适度的种菜等农活。这么多年过去了，可以说大伯的肿瘤已经被"治愈"，这也表明：人体的自愈能力是不可忽视的！

　　怎么才能提高自身免疫力，增强自愈力呢？

　　从我们对接受治疗的肿瘤患者的观察中发现，能够幸存的患者都有以下几个共同特点。

　　1. 情绪稳定，心态良好。不畏惧肿瘤，不担心未来，在有限的生命里，开心活好每一天。

　　2. 生活有规律，不暴饮暴食，保持充足的睡眠。

　　3. 生活中要给自己设立小目标，人不是为了活着而活着，也就是不以长寿为目标活着。

　　长寿不代表常乐！使自己变成一个有价值的、快乐的人才是活着的意义！比如，大伯能照顾老伴、种菜、看护并教育他的子孙们，这使得他每天都活得很有价值和意义，心情很愉悦！正因如此，即使大伯的手术并不算完美，也没有完成常规的术后化疗，但他还是依靠自身的免疫力，将其自愈能力发挥到极致，战胜了可怕的肿瘤。

有时选择胜于努力

　　通过分析大伯整个诊治、康复过程，我们可以发现，患者的治疗过程，就是不断面临选择的过程。

临床工作中，我们常常发现很多患者不会看病，也就是说不知道如何选择医院、如何选择医生、如何选择治疗方案，也不知道如何与医生进行有效沟通。

普通人在医疗过程中做对选择是一件比较难的事。

第一，这要求我们在身体发生疾病时，能根据最先出现的症状判断属于哪个系统疾病。比如，血尿提示泌尿系统疾病，咳嗽提示呼吸系统疾病等。

第二，要通过自身掌握的医疗知识，或向亲朋好友打听，或在互联网上查询哪家医院擅长治疗哪些系统疾病，依此去选择医院。

第三，通过熟人、医疗网站等，尤其是患者口碑推荐，去找到合适的医生。

第四，与医生进行和谐有效的沟通。这个过程中，要清楚表述自己的不适，配合医生的询问。要能通过交流获得医生对你的信任，让医生感受到你对医生的信任，让医生能深入了解病情。给予医生充分的信任，与医生变成同一战壕内的战友，共同抗击恶性肿瘤。只有给予医生充分的信任，医生才有信心和胆略来克服困难、完成手术。

第五，术后一定要积极配合医生给出的综合治疗方案。只有这样才能克服重重困难，最后战胜肿瘤。

给患者留些能自己掌控、选择的空间

大伯回家之后，家里人并没有把他当成无法自理的癌症患者，限制他自主生活的愿望。无论是饮食起居上，还是生活方式

的选择上，大伯都享有极大限度的自由，他可以做他想做的事，陪伴他想陪伴的人，吃他自己觉得可口的食物，整个人的身心都处于十分平衡、和谐的状态。

　　大部分癌症患者的康复，并不用太异于常人，只要能维持健康、良好的作息习惯，就应该给患者留一些自己能掌控、选择的空间。这不仅对身体健康没有什么影响，反而能让患者感受到实实在在的幸福，给患者和家属带来难得的轻松感。

睾丸癌，威胁的不仅仅是生命

———

保命、保性和保育

确诊睾丸癌那天，我用颤抖的手指在网页搜索框里，战战兢兢地输入了"睾丸癌"三个字，从此，这个不速之客便与我的命运紧紧交织在一起。

因为过于紧张，网页上大段关于睾丸癌的描述，我根本看不进去，只有两处数字映入眼帘。一处是：睾丸癌多发于20～40岁男性青壮年。对，我现在的年龄，27岁，就在这个范围内。另一处是：男性睾丸癌的发病率是7/100 000。

这真让我哭笑不得。从小到大，资质平平的我，一直甘于平淡，不寄希望于发大财，也不奢望天降大任。我深信，任何极小概率事件，绝对不会砸在我身上，不管是好事，还是坏事。

但这一次，7/100 000的"好运气"居然突然降临，一下把我砸得晕头转向。

阴囊好像被什么拉扯着

最早发现异样，是我觉得那段时间一侧睾丸沉重、坠胀，有时觉得阴囊像被什么东西拉扯着，很不自由。我用手轻轻触碰一下它，虽然表面依旧很光滑，但摸上去居然硬硬的，像摸一块没有生命的石头，没有一点正常身体组织的弹性。我心里顿时咯噔了一下，一种不祥之感划过心头。

后来有几次走路走累了，或者跑步、跳动时，那一侧睾丸更加坠胀、疼痛，偶尔碰撞到那个部位，疼痛愈加尖利，我觉得不能再等下去了，就去了医院。

　　我最开始去看的外科，做了阴囊 B 超和腹部 CT 之后，医生认为我是睾丸炎症，就开了些消炎药。吃了几天消炎药，那里摸上去还是硬硬的，没有消肿，疼痛感也没有减轻，我不放心，又向单位请假去了趟医院。这次，我挂了泌尿外科的号，想看看专科医生怎么说。

　　泌尿外科的医生检查了我肿胀的睾丸，又拿起我的检查报告单反复看了几遍。那是一个阳光异常热烈的午后，我仿佛只听到医生脱口而出的那一句话："情况不太好，你这有可能是肿瘤。"

　　因为毫无防备，"肿瘤"这两个字似乎带着万钧雷霆般力量，一下将我击中。我站在那里，望着医生，不知道该说什么好。我才 27 岁，刚有了喜欢的女朋友，是职场奋发有为的 90 后一族，业余时间踌躇满志地准备着国考，希望事业更上一层楼，希望多攒钱治好妈妈的抑郁症……在这个节骨眼上，我怎么会得肿瘤呢？！而且肿瘤怎么会长在这个隐私部位呢？我还没结婚，也没有自己的孩子，这是俗话说的要断子绝孙的病吗？

　　我一下慌了神，赶紧给在北京协和医院工作的表哥打电话，把我的病情告诉他。也许是在医院工作久了，整天和各种疾病打交道，我的坏消息没有把他吓到。他马上安排好一切，让我去找北京世纪坛医院的夏溟教授，说他是这方面的大专家。这让我波涛汹涌的内心，有了少许平静。

实在没法对她们说出口

　　经夏教授诊断，我患的是典型的睾丸癌，必须手术切除患侧部位睾丸，其余治疗要等病理检查结果出来再做决定。

　　因为担心生育能力和性功能受影响，我去北京治疗的事，一直瞒着女朋友。在这个部位患肿瘤，我无论如何也无法对她说出口。我想，如果她和她的家人知道这件事，那我们的未来无疑会蒙上巨大的阴影。即便能治好，她也会认为我是个有"缺陷"的人，对我另眼相看。这是我宁愿死了，也不想看到的事。

若是病治不好，即使我不说，她早晚也会知道结果。我那时因为肿瘤天天心力交瘁，实在没有心力去处理别的事情，于是对她瞒下了病情。

还有一个人，我也没法对她说出口，那就是我的母亲。

母亲身患抑郁症多年，长期服药才能勉强度日。这么多年，我们一家人为她提心吊胆，每天出门时都要把家里的剪刀、绳子、菜刀等藏在隐秘的地方，生怕她一个想不开做出极端的事来。

我生病的事情，她要是知道了，还不知道会做出什么反应。

家里只有父亲、姐姐、姐夫知道我生病。但后来，父亲也因为我的病得了抑郁症，严重的时候需要住院治疗。不过，这是后话了。

总之，不管对家人，还是对外人，我生病的事，知道的人越少越好。后来我从天津去北京治疗时，干脆把工作辞了，经理提出为我在单位募捐些治病的钱，也让我推辞了。

好在，手术前，夏教授给我吃了几颗定心丸。他说，像睾丸癌、乳腺癌、鼻咽癌等癌症，是临床可治愈的癌，尤其是早期发现的，治愈率更高。虽然睾丸癌恶性程度很高，发展得也很快，但目前的化疗技术，对付这种恶性程度高的癌症，反而效果更显著，合理的手术和化疗方案，基本能把病情迅速控制住。

不仅如此，夏教授还安慰我，现在的睾丸癌治疗方案，还能把患者的生育能力和性功能基本保住，接受治疗并修养一段时间之后，我还能正常生育。这让我的精神又振奋起来了。

切除一侧睾丸之后

然而，切除患侧睾丸之后，我又陷入了消沉。

手术只切除了一侧睾丸，另一侧睾丸仍健在，尽管睾酮的分泌暂时减少了一半，但假以时日，剩余一侧睾丸的睾酮分泌量会代偿性增加。而且，单侧睾丸切除后，绝大多数人的阴茎也能正常勃起，还能保持良好的性功能，就像夏教授之前说的那样，也不影响以后生儿育女。

但即便如此，我还是非常沮丧，为自己男性功能"丧失"一半担忧，也为自己性命担忧，更因为隐瞒了女朋友真实的病情，心里觉得很对不住她。

我每天在病房里搜索各种内容，了解切除睾丸的后果，越看越害怕，几乎想放弃接下来的化疗。

直到夏教授早上来查房，发现我情绪萎靡为我宽心。他说：我们积累的临床经验就是为了应对你所担心的问题，不用到网上查了，只要积极配合治疗，相信我，你一定可以平安健康地离开这里。

听夏教授说，有不少年轻人，甚至是十几岁的孩子，因为隐睾症，即睾丸没有下降到阴囊，不得不接受双侧睾丸切除。从此，他们的性功能和生育能力便都丧失了。这些患者心里的痛苦，更是无法想象的。在当时的我看来，那真是世上最令人无奈和绝望的事情，相比之下，我已经算是幸运的了。

夏教授的这些话比什么手术、良药都管用。我心理上放下顾虑，身体似乎也更有劲儿了。当时肿瘤病房里，流传着一句玩笑话：医生早上查房的一句话，抵得上吃好几顿大餐！此言不虚。

后续的化疗的确很难受，呕吐、脱发、虚弱这些以前在电视剧里看到的桥段，在我身上一一上演，两三个月，就把我一个身强力壮的棒小伙，折磨得体态佝偻了。

不过，想到夏教授查房时对我许下的"承诺"，这些苦，就都能忍受。毕竟，医生说过，化疗对于预防癌症的转移、复发，会起到至关重要的作用。

带癌生存，就是带着危机感生存

从 2017 年 5 月发现肿瘤入院接受手术，到 8 月结束化疗。短短 3 个月，令我感觉恍若隔世。

离开医院时，我什么药也没拿，医生交代说正常生活就可以了，烟、酒都没有明确说禁用。只是前 2 年每年要来医院复查 2 次；2 年后，每年复查 1 次，以了解病情有无复发。

睾丸癌复发有一个麻烦，就是它有可能发生差异性转移。比方说，癌的原发灶为精原细胞瘤，转移后可能会变成胚胎癌，病理性质发生了改变。一旦发生差异性转移，手术和化疗的方案还要重新设计，患者能否适应新的治疗方案，也有待观察。

医生说，大多数肿瘤如果复发，会在 2 年内复发，所以 2 年内需要密切监测，但 2 年后肿瘤也有复发可能，因此 2 年后还要每年随访。

我不敢相信，癌症就这样从我身体里安静地离开了。被暂时控制住的癌症，哪天还会不会卷土重来，谁也不能保证。

生病期间，我看了不少有关癌症的书，都说，癌细胞是不能被彻底消灭的，只能被控制，一旦身体抵抗力下降，癌细胞再次肆虐，危及生命，也是分分钟的事。这就相当于我脑袋上方始终悬着一把达摩克利斯之剑，带癌生存，就是带着危机感生存吧。

在此期间，一直是我爸照顾我，我们父子齐心，一起瞒过了有严重抑郁症的妈妈。可没想到，我治疗结束回家没 2 年，爸爸也得了抑郁症。有一次他喝过酒，没控制住自己，和我说了几句交心话，大意是，我这病，现在没复发，但谁能保证三五年、七八年之后会不会复发呢？而且我一直没有孩子，以后还能不能有自己的孩子，也是个大问题。

我想，爸爸一定是被这些问题折磨得太辛苦，才得了抑郁症。过去，他是多么开朗的人，一辈子为人师表，爱岗敬业、三观正、爱帮人，虽然要照顾患病多年的妈妈，但一想到我和姐姐，应该还是欣慰的。现在我出了这样的问题，他的精神支柱就动摇了。病情严重的时候，他在精神卫生院住院治疗，住了一个多月，才把崩溃的情绪暂时稳定住。

人真是健忘的动物。随着离手术、化疗的时间越来越远，我也不怎么想生病的事了。复发这块一直笼罩在我头上的阴云，似乎体量越来越轻，不怎么让我害怕了。

只是每年一到 5 月，临近去医院复查的日子，我就能明显感到自己的心理压力骤升，心里没了安全感。我的复查项目包括确定是否有淋巴结转移的磁共振成像（MRI）检查、肿瘤标志物 AFP 检查和 hCG 检查。等待检查结果的日子，让我仿佛又回到了治疗癌症时感觉自己生死未卜、心情飘忽的那段时间。

好心态是最好的良药

都知道癌症患者最好的良药，就是好心态。

我老家有一个胃癌晚期的伯伯，才50出头，从知道自己得癌起，整个人就崩溃了，怎么安慰、鼓励他都无济于事，总是处于恍惚状态，对治疗也不抱希望。从发现癌症到离世，不到半年。我感觉，他不是病死的，是让癌症吓死的。

我的一位领导的父亲，发现癌症时78岁，12年后，老人家已经90岁了，依旧顽强、硬朗地活着。老人家心态乐观、积极，也不怎么把癌症当回事儿，可能是当年干革命时，九死一生的场面见多了，面对不会马上置人于死地的疾病，他的坚强、豁达、善于和"敌人"周旋的意志，硬是把癌症这个"敌人"死死拖了十几年，不得伸展。

对于复发问题，我越来越想得开了。好歹自己也不小了，该见的也见了，该享受的也享受了，真是哪天癌细胞转移、扩散，我也没什么特别遗憾的。

唯一的执念是希望有个孩子，万一哪天身体不行了，留个孩子在世上，对自己和父母都算有所慰藉。

当时的我，不管医生怎么善意地安慰我，也只觉得，少了一侧睾丸，精子数量少了一半，生育能力肯定会受影响。所以我和妻子一起去了医院，一方面检测一下精子质量；另一方面也是让她做一个全面检查。直到生殖专业医生说"只要有精子，你就有生育的可能"，我才感觉到踏实。

我后来在河北一家事业单位工作，前两年由于工作需要经常加班到深夜一两点。因为单位没有一个人知道我的病，也不存在对我特殊照顾。

　　我也知道劳累、压力更容易诱发癌症复发。但，我必须努力生活。五年前在北京治疗癌症，花去了七八万元，都是自费，除去父亲为我拿的一部分，还有一些是跟朋友借的。

　　治病时，砸锅卖铁也要弄到钱，还债时，才是真正艰辛的开始。

　　我告诉妻子，睾丸是因为意外受伤，才切掉了一侧。随着时间推移，所有的真相，她或许都会知道。到那时她能否理解我，能否原谅我，还是未知数。对妻子我一直心怀愧疚。

　　癌症，为我的生活增加了太多不确定性。而我，只能带着这些未知，继续勇敢上路。

[夏溟 医学点评]

特殊部位肿瘤会影响生育能力吗？

　　这位患者特殊部位肿瘤——睾丸癌的诊治经历，精准地阐述了这个特殊部位肿瘤的诊治与其他肿瘤的诊治有很大差别。作为一名泌尿外科医生，也是这位患者的主治医生，结合这位90后小伙儿的故事，我想谈谈睾丸癌诊疗中的一些体会。

　　睾丸是男性重要的生殖器官，决定男性特征，是男性性功能和生育功能维持的保障。可能对很多男性来说，睾丸的重要性仅次于生命。这个部位发生肿瘤，对患者来说，常有生不如死的感觉，因为它对男性来说，太重要了！

特殊部位癌症患者复杂的心理变化

　　睾丸癌好发于中青年，这位患者当时才27岁，刚谈了个满意的女朋友，父母希望他们能尽快结婚生子。遗憾的是，就在这个节骨眼上，他发现自己一侧睾丸隐痛难忍，在当地医院外科诊断为睾丸炎，治疗一周仍没见好转，因为信任我，专门来北京找我诊治。

　　在一个周二的上午，我见到这位满面惆怅的小伙子，他非常腼腆地讲述了患病求医的过程。我通过了解病史和体检结果，初步怀疑他患的是睾丸癌，再结合后期肿瘤相关标志物明显异常的检查结果，基本可以确诊他患有睾丸癌，于是我便收他入院进一步诊治。

看到患者的表情很难过，我便立即对他进行睾丸癌的科普，告诉他，这种肿瘤好发于年轻人，但相对于其他肿瘤来说，由于现代手术、化疗和放疗的技术进步，睾丸癌的治愈率超过95%，几乎等同于可治愈肿瘤，而且切除一侧睾丸，患者仍然具备生育能力和性功能。

听我这么一说，小伙子立即如同吃了个定心丸，脸上开始有了一丝笑容。

我们作为医生在诊治睾丸癌时，要注意患者复杂的心理变化，通过科普宣教，及时解除患者的心理隐患，减少患者的悲伤和恐惧。

如何选择合适的医生

这位患者早期在普外科被误诊为睾丸炎，延误了癌症的发现。睾丸癌患者早期多表现为无痛性阴囊肿大，但肿瘤增长速度很快，半个月体积可以增大一倍，而一般睾丸炎性肿大，随着抗生素的有效治疗，睾丸体积会由大变小，疼痛减轻。这个小伙子前期误诊的过程提示大家，专科医生更熟悉专科病鉴别、诊断。

患了肿瘤选择合适的医生诊治也非常重要。其中最可靠的办法就是找自己学医或在医院工作的朋友，从内部打听哪家医院、哪位医生最有相关疾病治疗经验，最负责任。当然，现在信息渠道多元化，没有熟人相托，也可以从医院官网等平台找到合适的医生。

根治手术后放疗、化疗的作用

因为睾丸对男性作用特殊，睾丸癌的治疗不仅影响患者的身体健康，更容易对患者心理造成负面影响。切除一侧睾丸后的男性，体内性激素水平和精子的产生都不如拥有双侧正常睾丸的男性，术后的放疗、化疗对这类男性的精子质量和生育能力多少也有影响。那为什么在睾丸根治手术之后，还需要患者配合化疗和放疗呢？

这是因为，手术只能切除肉眼可见的局部病灶，术前有时很难判断肿瘤是否通过血行和淋巴管路径发生微转移，为了确保彻底消灭肉眼不可见的癌细胞，术后配合化疗和放疗，有利于提高肿瘤患者长期生存率。

患者不敢告诉女朋友自己的病情，担心她弃他而去；也不敢告诉患有抑郁症的母亲，怕加重母亲病情；还担心疾病会影响生命，不知自己还能活多久；甚至忧虑即使这次治好了，以后会不会复发转移……针对患者这些顾虑，一个好的外科医生不仅要手术技术精湛，还要善于结合自己的临床经验，科学地向患者讲解有关睾丸癌的诊治现状，以增强患者战胜肿瘤的信心。

我时常在查房时安慰患者，缓解他的焦虑，让他保持一种良好的心态，他形容这比吃补药还有效果。

睾丸癌治疗"三保"：保命、保性和保育

患者除了担忧自己生命，还担心疾病会影响今后的夫妻性生活及生育。男性如果失去生育能力，对家庭，尤其对中国家庭来说，影响很大，传宗接代的思想在很多国人心中根深蒂固，本例

患者的父亲甚至因此患了抑郁症。

所以睾丸癌的治疗有"三保"，即保命、保性和保育。一般来说，切除一侧睾丸，另一侧睾丸自然还有功能，甚至有代偿性加强的现象。据我们临床观察，睾丸癌治疗对寿命、性功能和生育功能的影响不十分明显，虽然患者术后还需要化疗、放疗，精子质量可能会暂时性下降，但目前还没有发现因此而导致胎儿畸形的病例，且化疗、放疗也不会导致男性性功能障碍。一般随着康复时间的推移，患者恢复健康状态，精子质量也会一年比一年好。

治愈率虽高但仍要坚持密切随诊

睾丸癌的治愈率虽然很高，但还是建议患者密切随诊，定期复查肿瘤标志物水平，并借由磁共振成像或 CT 等影像学检查，观察有无淋巴结转移。

我的另一位睾丸癌患者术后 8 年发生了肿瘤的腹腔淋巴结转移，后来做了淋巴结清扫术，术后恢复良好，各项肿瘤标志物水平恢复正常。这位患者原发灶是精原细胞瘤，转移淋巴结标本报告为胚胎癌（一种恶性肿瘤），这也是肿瘤差异性转移（即肿瘤的原发灶和转移灶病理不一样）。术后我们又继续为他进行化疗和放疗，目前患者仍健康地生活着。

由于癌症的早期诊断、早期治疗，以及现代癌症治疗技术的进步，很多癌症患者的存活时间都超过了 5 年，且随着手术后辅助性治疗措施的发展，癌症的复发率也在降低、复发时间在延后，因此超过 5 年才复发的大有人在。甚至，超过 5 年仍在接受治疗、仍然活着的转移或晚期癌症患者也越来越多。从某种意义上说，这当然是一件值得庆幸的事。

但与此同时，正如文中患者父亲担心的，癌症并不会因为患者的存活期超过 5 年就完完全全地消失。近年，针对英国和澳大利亚乳腺癌患者的调查发现，有些乳腺癌患者竟然在诊断、治疗结束超过 23 年之后复发了。

所以，癌症患者一定不要因为过了 5 年就远离医生、远离医院，不要因为疏于复查而错过及早发现异常、及时处理疾病的窗口期，那将追悔莫及。

总之，第一，对于中青年患者，睾丸这个人体神秘且隐蔽的器官一旦发生肿大，尤其是无痛性肿大，一定不能单纯按睾丸炎、附睾炎诊治，需要找专科医生明确诊断。睾丸癌对生命、性功能和生育能力都有重要的影响。第二，虽然睾丸癌属于恶性肿瘤，但目前治愈率很高，综合治疗非常有效，我们要在战略上藐视它，战术上重视它，密切随诊。患单侧睾丸癌的患者手术以后还是可以生育的，性功能也能维持，患者不要丧失信心。即使不幸发生双侧睾丸病变，行切除手术后，患者仍能通过补充雄性激素维持性功能。

两种互相"拆台"的病，
让抗癌之路进退两难

———

带癌生存的秘诀：定期复查！

2010 年，我被确诊为膀胱癌，经专家诊查，是长期服用免疫抑制剂所致。一生平凡的我，成了免疫抑制剂导致膀胱癌的国内第九人。如此小概率的"成名"事件，一度让我陷入抑郁，不知道该怎么面对以后的人生。

活人真会被尿憋死吗？

2010 年的某一天，才 47 岁的我突然开始尿血，我非常紧张，赶紧叫来妻子，眼看着一大摊鲜血染红了雪白的马桶，我和妻子面面相觑，不知所措。

之后两天，我持续尿血。正打算去医院好好看一下时，我发现自己竟尿不出来了，肚子胀得难受，随后就是心慌、气短、头晕，我开始害怕，自己会不会被尿憋死啊？

妻子把我送到了大同的一家医院，挂了急诊。

在急诊室狭窄的病床上，我侧躺着，面色惨白，满头的汗珠像一层水雾罩在脸上，虽然我的腹部有些肥胖，有脂肪堆积，但仍能看出憋满尿液的膀胱在下腹部隆起。我当时病情危重，各项生命体征都不好。

医生紧急给我放置了导尿管，果然，顺着导尿管，引出来不少黑红色的血尿，还有些小血块。尿液一引出，下腹的胀痛立马缓解，我脸上绷紧的肌肉也舒缓了不少，紧紧攥着的拳头，渐渐松开……

但很快，导尿管也被血块堵住了。

这种多次血尿和尿潴留，往往会导致膀胱内积存大量黏稠的凝血块，不仅堵塞尿道，导致尿不出来，血块还会在膀胱里反复摩擦出血创面，使膀胱内出血进一步加重，形成大量血块，堵塞导尿管，使尿液引流不畅。搞不好，活人真有可能被尿憋死。

果然，从腹部 CT 可以看到，我的膀胱腔基本被血块填满，其他各项检查结果更不容乐观，凝血功能全面紊乱，心肌酶升高，心肌梗死随时可能发生，还伴有代谢性酸碱平衡紊乱。

检查结果出来当晚，大同这家医院就给我下了病危通知书。一家人陷入了震惊、混乱之中。

20 分钟治愈顽疾

忙乱之中，我被送到北京一家公立医院。

面对我这种病情危重且膀胱内被血块填满的情况，临床一般只能通过外科手术解决。但当时我的整体情况非常危险，抗手术打击能力很弱，医生没敢轻易手术。

经过多方打听，家人听说，北京协和医院的夏溟教授对这类问题的治疗经验丰富。但彼时夏教授已经从北京协和医院调到北京世纪坛医院。

于是，我又被家人辗转送到了北京世纪坛医院，尽管那时我已气息微弱，求生的渴望仍支撑着我，等待最后一线生的希望。

经夏教授诊断，此次出血与我所服药物环磷酰胺的不良反应有关，属于药物性膀胱炎导致膀胱出血，目前正处于弥漫性出血的危险期，要马上手术。

周三一大早，我插着鲜红色导尿管，作为当天第一台手术患者，被步履匆匆的护士推进手术室。

让我妻子诧异的是，仅仅 20 分钟，手术就宣告结束，还在昏睡的我被护士推出手术室。细心的妻子发现，绿色手术单下露出的一截导尿管，先前一直是鲜红色的，此刻却是清亮的，手术效果立竿见影，我的血尿止住了。我妻子有点不敢相信自己的眼睛。

夏教授只用了 20 分钟，就把我严重发炎的膀胱里大大小小的血块清除干净了，膀胱内壁星罗棋布的出血创面，也被夏教授用电凝法逐一控制住了。

事后，我也觉得这个手术太神奇了，这么短的时间，竟然彻底治愈了我的恶疾。

手术第二天，我就拔除了导尿管，拔掉导尿管没多久，我就可以自如排尿了。经过这次血尿折磨，我深切感受到，原来人体最基本的排尿功能出现异常，是会要人命的，能畅快排尿，才是人世间最幸福的事。

劫后余生又遇膀胱癌

我的膀胱出血医治好后，大约有半年多时间，全家都沉浸在劫后余生的喜悦中。我也回到了企业人力资源主管的工作中。

看着阳台上郁郁葱葱的紫雏菊，欣赏着窗外醉人的夕阳、连绵起伏的远山，我由衷觉得，人健健康康的真好啊！那时被血尿憋得死去活来的滋味，至今记忆犹新，那些日子，什么金钱、地位、他人的目光，在剧烈的病痛的折磨下，都显得毫无意义。

正当生活渐渐回归正轨，某夜，血尿又如噩梦一般，悄然而至。看到意外又熟悉的血尿，我和妻子大惊失色。

我们赶紧回医院复查，并得知了一个更大的噩耗，我患上了膀胱癌，且膀胱血管大面积曲张。同时，肿瘤侵犯的膀胱内壁面积也很大，是否转移到其他器官，还不得而知。

免疫抑制剂导致膀胱癌的国内第九人

我膀胱癌的噩梦最早可以追溯到 2005 年，这一年意外发生的一场疾病，影响了后半辈子的健康。

我在 2005 年患了场大病——干燥综合征合并肺纤维化。这场病当时来得有点莫名其妙。

2005 年 2 月，一向健朗的我干咳不止，痰很多，还会突然发低烧，连着一个月都没治好，这才去了附近医院呼吸科拍了胸片。胸片结果吓了我一大跳，原以为只是寻常感冒，没想到，肺部竟出现了弥漫性磨玻璃影。情急之下，我住进了医院。

起先，医生认为我患有恶性淋巴瘤，给了我当头一棒。过几天，这个结论又被推翻了，医生认为我可能是气管炎。但很快，这个结论也被推翻。最终，我被医院风湿免疫科确诊为干燥综合征合并肺纤维化。

这可不是一个小病，属于严重的免疫系统疾病。

正常人的免疫细胞是保护身体的斗士，时刻严防病毒、肿瘤细胞侵犯。而患有干燥综合征的人，免疫细胞"叛变倒戈"，专门杀死人体的正常细胞，迅速瓦解人体健康。

这个疾病需要终身服药，也就是终身服用免疫抑制剂，抑制免疫细胞攻击人体，也被称为"不死的癌症"。

然而，这个治疗方案是典型的杀敌一千、自损八百，在抑制免疫细胞的同时，也降低了人体的免疫力，降低了人体对各种疾病的抵御能力。但，这目前是治疗我的病的唯一办法。

此病在某种程度上比癌症更凶险。癌症还有治疗的时间，但这种病一旦控制不好，随时会要人的命。

于是，连续 5 年，我一直服用环磷酰胺，阻止免疫系统杀死正常细胞，直到 2010 年，我被确诊为膀胱癌，专家诊断为长期服用免疫抑制剂所致。我是免疫抑制剂导致膀胱癌的国内第九人。

5 年生存期实在太短

医生安慰我，膀胱癌的治愈率还是挺高的，5 年生存率高达百分之七八十。

但我依然无法释怀，5 年转瞬即逝，自己才 47 岁，即便侥幸活过 5 年生存期，那以后的人生呢？会随时戛然而止吗？自己怎么突然就成了"死刑缓期执行"的"囚徒"了？

曾经对生活、事业有那么多规划和期许，现在，似乎一切在一瞬间化为了泡影。

惴惴不安地熬过春节，我又找到为我治好血尿的夏教授，我把夏教授视为能让自己活下去的最后的希望，恳请他为自己做肿瘤切除手术。

我用渴望的眼神看着夏教授，"夏教授，我现在特别害怕，这次手术你能帮我做吗？"这样的目光，夏教授见过无数次，但每次触碰，仍心绪难平。

夏教授答应了我的手术请求，还宽慰我，"我这里的膀胱癌患者，存活二三十年的有的是！"这句话给了我莫大的希望和信心，让我一下从痛苦、萎靡的状态中挣脱出来。

此时，主治医生的鼓励，比什么灵丹妙药都能给患者力量。夏教授也深知这一点，他把这种精神鼓励叫"话疗"，就是用言语帮助患者，为他们答疑解惑、宽慰心灵。他从医以来，从没吝惜在"话疗"上花费功夫。

我的肿瘤切除手术很成功，患处的瘤体切得彻底，且保住了我的膀胱。术后我还能像正常人一样排尿，这是很多做了膀胱全切手术的人最为羡慕的。

两种互相"拆台"的病

我要面对的不只是膀胱癌一种病，先前的干燥综合征的治疗也要同时进行，而且，和膀胱癌的治疗互相抵触。

治疗膀胱癌需要提高我的免疫力，但为了治干燥综合征，又要口服免疫抑制剂，如果抑制不住体内的红细胞沉降率、免疫球蛋白等指标的上升，病情随时会发生恶化。我听说，《西游记》里沙僧的扮演者，就是因为干燥综合征没控制好去世的。

但夏教授还是提议暂时停一停免疫抑制剂，毕竟免疫力的下降，会让对抗癌细胞的力量大为减弱。

可免疫科的医生又担心停掉免疫抑制剂会影响我的肺功能，他表情严肃地对我说："如果擅自停药，你的肺就完了。"

这些互相矛盾的治疗决策，让我陷入彷徨，既不敢进，也不敢退，要走的每一步，既是助益，也是损伤。

在成日的纠结、担忧之下，膀胱癌手术3个月后，癌症又复发了，而且是大面积复发。

这是我第一次面对癌症复发的现实。这也注定了我今后的生活，要在癌症复发中起起伏伏，接受病不由人的现实。

不过，医生永远有办法。

看到我的复发检查单，夏教授平静地说："没关系，这些复发灶很浅表，尚在早期，赶紧手术，继续第二阶段的治疗！"夏教授像战场上的指挥官，给出了明确的方向。

又一轮规范的手术、化疗结束，我暂时度过了危机。

接下来就是回家休养，等待半年一次的膀胱镜复查。

对于干燥综合征的治疗，医生也为我找到了一种更适合的药。

定期复查——带癌生存的秘诀

暂时控制住险恶的病情，剩下的，就是如何带癌生存，最大限度地延长生命了。

此后 8 年，我的膀胱癌都没有复发。不仅癌症得到了控制，我的心态也更坚强、乐观了。如果连癌症确诊、癌症复发这样的打击都能接得住，人生命的韧性只会更强，原先生活中的很多困扰，都不再能影响我了，生命如同宽阔的河流，出现了少有的平静和从容。

这 8 年中，我还是严格按照医生的要求，风雨无阻地去医院复查，从不懈怠。

说起来，这可能也是我能带癌生存多年的秘诀之一。

曾经和我住在同一个病房的病友老王，确诊癌症时，和我的病情差不多，也是做了肿瘤切除和化疗，之后回家休养。但老王回去以后，感觉身体没什么问题，就把定期复查的事抛到脑后了。

等感觉不舒服时，再去医院，癌细胞已经长满了老王的双肾，老王全身肿得躺都躺不住，只能斜歪在病床上，靠透析维持生命，没过多久，老王就走了。

护士来收拾他的遗物时，床底下还放着我送给他的那双灰色网眼运动鞋，我们分别时还曾相约，下次来复查时一起去吃附近餐馆的东北大拉皮，多加辣的那种。

我不禁感慨，医生一句嘱咐，也许语气很轻，但分量绝对不轻，对患者而言，往往是生死攸关的。例如，多喝水、少喝酒、定期复查这样的嘱咐，患者如果只当作是医生的碎碎念，付出的可能是失去生命的代价。

膀胱癌复查和一般癌不一样，需要做膀胱镜检查，膀胱镜深入到人体深处时，患者会产生强烈的不适感。所以，很多膀胱癌患者对这项检查"闻风丧胆"，复查的时间也是能拖就拖。

不过，我一直记着夏教授的话——不要害怕复查，来医院，就没有舒服的事。这么多年，不管多难忍，我也按医生的要求来医院复查。妻子给我算了算，这些年，大大小小的手术，我一共经历过23场，且都是在全身麻醉下进行的，我全都咬牙坚持下来了，这让她非常佩服。

除此之外，每次夏教授给我做膀胱镜复查时，只要发现膀胱哪里有不平坦，呈现毛糙状突起，他就直接为我做清扫治疗，消除癌症复发的隐患。

去什么医院治癌最好

我和妻子闲下来聊天时总结，我整个治病的过程，也走过弯路。

当初第一次犯膀胱炎，血尿不止，危及性命时，不应该在老家的小医院停留太久。地方医院医疗水平毕竟有限，当时膀胱里的血块堵住尿管，我排不出尿，憋到气短、头晕，当地医生解决不了。

而且，当地医院给我做膀胱镜检查时，膀胱镜插不进去，疼得我如受刑般大喊，一场未完成的检查下来，如同经历了一场炼狱。

于是，治疗干燥综合征时，我决定选择北京协和医院的风湿免疫科，希望能得到高水平的诊断和治疗。北京协和医院的医生为了让我适应，不断地为我调整用药，同时考虑到我在治疗膀胱癌，需要强大的免疫力，为我选择了一种特殊的免疫抑制剂，既能治疗干燥综合征，还能尽量减小对膀胱癌治疗的影响。

但也绝非去最知名的医院治癌才是最好的选择。进行常规膀胱癌复查，就没必要非去北京协和医院这样的医院了。北京协和医院患者比较多，能不能及时安排上检查，还是个问题。我选择去我最信任的夏教授所在的医院，去那里复查，既踏实，又省心。

中医还是西医——抗癌必做选择题

癌症治疗究竟该找中医还是西医，这些年我也摸索出一条独有的思路。

膀胱癌的诊断、手术和化疗，无疑都需要按照规范的西医诊疗思路进行，癌症治疗有明显的窗口期，如手术窗口期、化疗窗口期，一旦错过，就会贻误最佳治疗时间，造成无可挽回的后果。

但提高免疫力，助力癌症康复、调理，中医可以发挥作用。而且中药的不良反应常常比较"温和"，有些中药还可以长期使用。

　　为了杀死癌细胞、增强免疫力，我做了卡介苗注射治疗，但没想到这个治疗的不良反应很大，药物一注射进去，胃里马上翻江倒海，一阵阵恶心呕吐，还发低热，食欲更是被摧残的"片甲不留"。后来，我是通过服用中药，慢慢消除了卡介苗带来的不良反应，把癌症治疗坚持了下去。

　　不过，我也并不迷信中医，尤其对一些伪中医，我时刻保持着警惕。还记得我见过的一位中医曾大放厥词，说："癌症就不应该做手术，得癌主要是人体的环境和'土壤'出了问题。他说你膀胱出问题，就切膀胱，头部要是长癌，难道还把脑袋切了吗？"

　　这样偏激的说法，我对他马上敬而远之，不知道这样的医生，医德仁心在哪里。

吃了安定，就没了幸福感？

　　癌症不仅伤害人的身体，对人的精神也有巨大的危害。自从患了癌，我因为过分担忧而得了焦虑症，需要长期服用安定（地西泮）。吃了安定之后，我发现自己走路变得踉踉跄跄。于是去问精神科医生这是不是吃安定的不良反应。医生淡淡地说，不会的，吃安定一般只会让人想睡觉、情绪平静，减少点"幸福感"。

　　我心里一惊，是呀，自己就是丧失了幸福感啊！

　　记不清有多久，自己没有开怀大笑过，没有发自内心喜悦过，没有忘我地做一件事……

　　单位发一笔丰厚的奖金，如果是过去，我得高兴一个月，现在呢，只能开心一小会儿。我47岁那年查出癌症后，单位为了照顾我，一直照发工资，还给陪伴我的妻子发了全额工资，让她安心照顾我，这样优厚的待遇，也无法让我开心。想不起来，从什么时候开始，我的幸福感就不见了踪影，自己只是麻木、困顿的治病机器，勉力维持着身体的运转。

现在，最让我感到欣慰的就是儿子。2009 年是自己罹患干燥综合征合并肺纤维化的第 4 年，儿子考上了中央美术学院。没想到，自己和妻子一直在北京、山西两地奔波治病，顾不上管孩子，孩子竟然能考上这么好的学校。

而且，孩子不仅学习不用父母操心，他还对我的疾病，记挂于心。一有时间就在网上搜索治疗干燥综合征的最新论文，让我了解该病治疗的国内前沿水平。

儿子有志向、有毅力又顾家，这无疑给我战胜疾病增强了信心和动力。我们给儿子在学校附近买了间小房子，一边治病一边照顾儿子生活。儿子为考研，勤奋读书；我和妻子最大的目标是尽早把癌症治好，一家人在北京这个巨大的城市里生活，虽然是蜗居，但各自怀揣着梦想和希望，全力以赴地奔忙着……是的，人只要活着，就要有希望。

后记

2023 年 3 月，我的膀胱癌再次复发，这是我患癌后的第 3 次复发了。

要说不害怕，那是不可能的。一向容易焦虑的我，面容更显清癯，心情也格外沉重。

但和前几次复发相比，因为已经熟悉治疗的过程、病情的变化，我的抗挫折能力明显提高了，对癌症这个敌人，我使出最大的气力与之周旋、抗争，并努力保持着心绪的宁静。

　　因为在做膀胱灌注化疗，尿道受到刺激，随时需要小便。所以，除了去医院，我不敢离开家。家之于我，就像蜗牛背着的壳，须臾不能分开。

　　妻子把两人栖身的家打扫得窗明几净，家具、地板都锃亮，十分整洁。房间保持这样的整洁度并不容易，妻子说，房子干净点儿，我的心情也没那么烦了……

作为医生，要增强患者抗癌的勇气和信心

人与疾病的抗争是一个非常复杂多变的过程。

人吃五谷杂粮，没有不生病的，生老病死也是自然规律。

情绪悲观对健康不利

何为患？中国文字含义很深，"患"字，就是"心"上有个"串"，加在一起为"患"，可以理解为一个人心里装着一串事，就容易成为患者。一般心态好的人，不太容易生病，成为患者。所以，一个人要想健康，保持良好心态很重要！

这位患者是一个非常精明能干的人，也很善良。但通过给他治病这么多年的观察来看，我发现他心思很重，非常担心自己的病情，情绪很悲观，不像有的患者即使患病也无所畏惧，他的这个性格特点对健康是不利的。

但事物总是有两面性，由于过分担心和重视身体，他对医嘱的执行力很强。不像有些患者，太无所畏惧，不在意医生给予的术后复查指导建议，在肿瘤悄悄复发时，没能及时发现，失去早期诊断和治疗的最佳时机。和本例患者同样患膀胱癌的一位病友就是如此，由于不注意术后复查，导致肿瘤复发没有被及时发

现，失去最佳治疗时机。而本例患者对医生的依从性非常好，多次肿瘤复发，均被医生及时发现，早早地就把肿瘤"扼杀"在了摇篮里。

作为医生，要多鼓励肿瘤患者，增强其抗癌的勇气和信心。如何能做到这一点？通过给本例患者及其他患者治病的经历，我认为，首先要和患者明确——肿瘤是有办法治疗的，且是有希望治愈的，而治愈是建立在能进行有效治疗基础上的。

很多病很重的患者都活在希望之中，我们医生更要永不放弃，尤其是对胆小恐惧的患者；但对无所畏惧的患者，尤其要告知他们肿瘤会进展转移的严重后果，强调早诊早治的重要性和必要性，不能麻痹大意。

多种病集于一身，要综合全面考量

人体有时候会同时发生多种疾病，几种疾病治疗互相有抵触，本例患者患有干燥综合征伴肺纤维化，需要用免疫抑制剂环磷酰胺，这种药物容易引起化学性膀胱炎，导致膀胱继发性出血，同时也会使患者免疫力下降，容易伴发肿瘤。本例患者在长期用药的过程中，发生了膀胱癌。因此，作为医生，看病要结合患者全身情况，对多种病集于一身的患者，要综合全面考虑，抓住主要矛盾，不能采取片面的单一治疗方案。

比如，在本例患者继发膀胱大出血时，我们要果断采用微创膀胱血块清除和肿瘤电切术，术后不仅要进行膀胱灌注化疗，防止肿瘤复发，而且要在治疗干燥综合征时兼顾不要太损害患者的免疫力。因此，现代医学特别强调MDT（多学科诊疗模式），强调中西医结合治疗。作为医生，这一点在临床实践中万万不能忽视！

患者要坚持按医生要求定期复查，但也不必过于频繁

对于膀胱癌复发的治疗，本例患者一直坚持定期进行膀胱镜检查，一次不落，尽管复发 3 次，但每次发现时，肿瘤都较小，我们给予他微创的经尿道膀胱肿瘤切除术（TUR-BT）治疗及时控制住肿瘤进展，保住了膀胱，提高了其生活质量。作为医生，术后对患者一定要反复强调复查膀胱镜等的重要性。

当然，我们临床中也遇到过这样的患者：经历过初次癌症治疗后，如同惊弓之鸟，动不动就想要做检查让自己心安，不仅没有作用，还让自己处于更多辐射伤害中。而且检查结果常常不是非黑即白的明确诊断，有时还需要做持续的追踪检查，令患者承受更多的辐射和心理上的煎熬。过多、过度的检查，还难免带来不恰当的判断，随之而来的是过度的、不必要的治疗，反而给患者无端带来更多的伤害。

不同的癌症，治疗后复查的频次不同，像乳腺癌，前 5 年，每年复查 1 ~ 4 次；5 年后，每年复查 1 次。而大肠癌，手术治疗 1 年后才做大肠内镜检查，如果没有发现肿瘤进展，可以手术 3 年后再做 1 次，之后就变成 5 年后做 1 次……

重视发挥患者自身的免疫力

第一，减少使用抑制机体免疫力的药物，万不得已时，要掌握好用药的尺度和平衡。我们知道，很多免疫功能不全或衰竭的人，如患有先天性免疫缺陷病、艾滋病的人易患癌症；或者是接受器官移植，需要长期服用抗排异反应药物的人，由于这种药物含免疫抑制成分，他们罹患癌症的概率也比一般人高很多，足见免疫力在预防癌症上的重要性。

第二，强调中西医结合，请中医专家提供一些中药调理机体免疫力。

第三，医生及患者家属、朋友的关心能让患者有良好的、稳定的情绪，对他们免疫力的提高也是非常有益的。不论是本例患者的妻子、儿子还是其单位给予的物质、精神支持，对本例患者战胜肿瘤，都非常有帮助！

得了妇科死亡率最高的
肿瘤，却幸运地生存了
12 年……

————

没人能保证不复发，好在有希望

卵巢癌是女性生殖器官常见的恶性肿瘤之一，虽然发病率没有宫颈癌、乳腺癌等高，但目前其死亡率占各类妇科肿瘤的首位。

由于缺乏成熟的早期诊断方法，超过一半的患者在确诊时已为卵巢癌晚期，复发率高达 70%。只有不到一半的患者生存期会超过 5 年。

幸运人生的终止符

我，故事的主人公李老师，一直是个被上天眷顾的幸运儿。家里有疼爱我的老公，有乖巧懂事的女儿，还有一个聪明慷慨、善良孝顺的女婿。

我曾在一所县重点小学教奥数，还同时带实验班，是十里八乡的家长都想结识的金牌教师。市里、区里的领导来听课，也是我打头阵，为学校撑起面子和里子。

我年轻的时候，就是个幸运儿。

我来自贫困的农村家庭，师范学校毕业时，班里只有 3 个留县名额，全班同学为此忙得不亦乐乎，有托关系的、找路子的，还有积极参加选拔的。最后，竟是我拔得头筹，顺利"晋级"。

此后的人生，无论事业还是家庭，我也是一顺百顺。直到 2011 年 10 月 20 日，我幸运的人生主旋律似乎被画上了终止符。

那天清晨，我摸到下腹部有一个鼓包，心里顿时有了不祥之感，就打电话和教务处主任商量，先去医院做个检查再去学校上班。

　　早在发现鼓包半个月前，我就发现，明明自己已经到了闭经的年龄，但月经血却多得止不住，不得不跑到附近的区卫生院打止血针，勉强把经血控制住。

　　老公劝我去市里的医院好好看看，查明原因，我不肯，说自己再过一个多月就退休了，还是站好最后一班岗，等退休了再踏踏实实去看病。那会儿，我负责学校一年级、二年级小学生的教务工作，事务繁杂，一刻也离不开人。

　　但突然摸到的腹部鼓包，改变了我的既定求医计划。我马上预约了当天上午区卫生院的腹部B超。B超探头探测到，我的卵巢部位有一个 15 cm×14 cm 的囊性占位。

　　要知道，成年女性的卵巢也只有 3 cm×4 cm，和一颗枣子差不多大小。而我的卵巢上面居然长了一个体积5倍于它的囊肿，这真不是什么好事情。区卫生院医生虽然无法判定囊肿的性质，但还是催促我马上到市里的三甲医院检查，一刻也别耽误。

　　我后来猜测，区里的医生其实已经知道结果凶多吉少，只是没敢直接和我说。

　　正凑巧，我同事的母亲要去北京中日友好医院复查，给她母亲复查的医生是妇科鼎鼎有名的林华主任，在同事的推荐下，我发现卵巢囊肿的第一时间，就见到了这个领域最权威的医生之一——林华主任。

存档病历怎么少了一页？

　　林主任是东北人，高大、干练，阴柔的气质不多，外科医生的爽朗、决断，倒是分外明显。因为身材高大，她有些佝着背，虽然在门诊饿了一天，但她在接过我的检查报告单时，还是像被什么食物顶了一样，一下挺直了背。透过厚厚的眼镜片，林主任盯向我言简意赅地说，"今天就住院吧，你这个需要做手术"。

北京中日友好医院是国家卫健委下属的三甲医院，妇科病床一床难求，能让自己马上就住院，情况应该不太好吧，我不敢再往下想了。

唉，不管好的、坏的，医生愿意给自己做手术切除，切完不就没事了吗！何必想那么多呢。我在教学上一向肯钻研、好探究，最反感不求甚解，但在自己的健康大事上，我倒不想太认真了。

既然到了医院，就一切交给医生吧！我虽然凡事追求尽善尽美，但也有随遇而安的一面。后来回想，也正是我这认真严谨又随波逐流的奇妙个性组合，让我挺过了后面一道又一道的难关。

手术做完了，病理组织也取了，按理说，我究竟是什么病，总该水落石出了吧。

左等右等，我的病理报告迟迟没出来。我就问女儿、女婿："别人的病理报告都出来了，我的呢？"

女儿、女婿的眼神耐心且温和："您那个情况有点复杂，医生需要更多时间研究，挺麻烦的呢，您就耐心等着吧！"

查房的时候，我问林主任病情，林主任挥挥手，像是能把所有病魔瞬间驱散的样子，嗓音有点沙哑地大声说："你没事儿啊！很快就能出院了。"

就这样，直到我在医院过完 55 岁生日，第二天出院时，我也没等到自己的病理报告单，稀里糊涂出院了。

我已隐隐约约猜到，自己可能患癌，但一天没看到诊断报告，一天就心存侥幸。

出院后，一位和我关系密切的同事来家里探望，她的孩子一直在我这里学奥数。

同事握着我的手说："我不太会说话，一直不敢来看你，也怕自己说漏了嘴，其实，还是应该早点来的……"看她说话吞吞吐吐的样子，我很是纳闷，为什么不敢来？怕说什么漏了嘴？我心里让同事说得七上八下。女儿、女婿在一旁冲同事又挤眼、又摆手，好像三人之间有什么不可言说的秘密。

其实我们国家的患者，不了解自己病情，或者说不十分了解自己病情的，大有人在。尤其是恶性疾病，有的患者认为了解多了，心理承受不住，反而不利于治疗，也对生活质量无益。就这么"稀里糊涂"过一天算一天，不背太大的思想包袱，或许是对自己最好的方式，大部分家属也都是这么想的。

直到手术后4个月的某天，我去医院复印病历，由于对数字敏感，我发现，怎么医院存档的病历页码少了一页，好像是被谁故意抽走了。

少的是不是交代自己真实病情的那页呢？我的心咚咚跳得紧。

我马上掏出手机，用严肃的语气问女儿："我这病是不是不好，你告诉我吧，我已经都知道了！"

女儿知道瞒不下去了，就赶紧到医院，交出了抽走的那页病历，病历上赫然写着：卵巢癌三期。

描述病情，越准确越好？

回想林主任给我的术后治疗方案，她说我的病介于正常和癌之间，需要做 3 次化疗再根除一下。现在想来，如果不是癌，做什么化疗呢！

病历上的诊断证实了自己的猜想。我感觉脑袋像是被人突然打了一记闷棍。

对癌症患者的情绪管理，林主任向来十分重视，除了给患者治病，她也要给患者"治心"。她接诊的癌症患者，得知自己患癌后，几乎百分百都非常焦虑，认为生命进入了倒计时。怎么解决患者的焦虑，林主任觉得，医生的语言很重要。给患者描述病情时，要尽量说正面的、鼓励性的话，时刻给患者以希望。

林主任常说，中国的癌症患者没有专业的心理咨询医生，主治医生既要给患者解决医学问题，也要从精神上多鼓励他们。

林主任年轻的时候总认为，和患者陈述病情应该越准确越好，从医多年，又和这么多患者经历生死之交后，她不再这么认为了。对患者的人文关怀，始终应该放在医生的内心，并体现在每个日常行为中。对医生而言的准确事实，对脆弱而又毫无心理准备的患者来说，不啻为一种打击！这也是林主任配合我的家人，对我隐瞒真实病情的主要原因。

更何况卵巢癌是如此凶险的癌症，杀伤力强，死亡率高，一半以上的患者会在 5 年内死亡，每年有 14 万女性因为卵巢癌失去生命……患者在毫无准备时，一下知道这些，内心的恐惧是难以想象的。

后来有朋友问我，怎么看待家人向我隐瞒病情的事，我折了一下衣角，慢悠悠地说："那时，家里人这样做是对的。"这可以让自己在接受残酷现实前，有一个缓冲，否则，一个噩耗突然砸过来，自己的身体和精神都承受不了。

当时和我一个病房的，不乏厌世的病友。有的成天哭天抹泪，羸弱地像根枯黄的灯芯草，就等着一阵风彻底把生命之火吹灭。有的破罐子破摔，对什么都无所谓了，不和任何人说话，亲友打来的问候电话不接，信息也不回，好像和他们已然是两个世界的人了。

大家都说我不愧是老师，适应力强，愣是一滴眼泪珠子都没掉过。我心里想着，反正这病得也得上了，哭有什么用呢？过一天是一天吧！

而且，我总是记着林主任查房时有点沙哑、带着点东北腔的话——你没事儿！切完就好了！

最痛苦的记忆，是化疗

癌症带给我最痛苦的记忆，是化疗，那真是生不如死的感觉。

第一次化疗时，我还不知道自己患癌。林主任为了不吓着我，没让我去肿瘤科，特意安排我去妇科门诊。妇科门诊病房里，患癌的人很少，基本都是些得普通妇科病的，在那里不会见到被化疗折磨得痛苦不堪的患者。

即便如此，当化疗药物一点点滴进身体，那种百爪挠心的难受劲儿还是让我难以消受。一向坚强的我对女儿脱口说出："还不如让我死了呢！"女儿心疼地握着我的手，默默陪伴。

化疗带给我的痛苦和恐惧是前所未有的，此后很长一段日子，我一进医院，看见穿白大褂的，心里就开始哆嗦，血压马上飙升。

每次我一走进妇科门诊病房，还没开始输化疗药，就会感到一阵阵恶心、胃部痉挛，输化疗药时，我痛苦、烦躁到不能听到人说话，一听到说话声就只觉得恶心、想吐。

化疗病房有 8 个人，有人做着化疗，撑不住了，会突然放声大哭起来，就像毫无顾忌的孩子。这时候，我强忍着难受，安慰哭泣的病友："咱们尽量别哭，这时候，最难受的其实是家属，他们感受我们的痛苦，又没法帮我们承担，比我们还难受呢。"

当然，"还不如让我死了呢"这种话，我再也没说过。

家人给了我莫大的安慰

我的老公和女儿、女婿都很心疼我。每次做完化疗，我都难受得睡不着觉，感觉全身连着骨头都疼，手、脚指甲也全都是乌紫的。这时女儿、女婿就来给我捏腿和脚，一直捏到我睡着了才悄悄离开。

老公成了我从家往返医院的司机，每次把我送到医院，他都不舍得把车停到医院停车场，而是马不停蹄地把车开回家，再坐公交车赶来陪我化疗，化疗出院前，他再乘公交车跑回去取车，接我回家。他怕我免疫力低，坐公交车容易发生感染，就自己在路上这样来回折腾。

有一次我化疗结束，女儿、女婿顺路接我回家，因为匆忙，我没来得及在厚绒裤外套件外裤，我一到家，细心的老公就发现我没穿外裤，很生气地教训女儿："你们怎么让妈妈'光着'腿回来，你妈妈现在免疫力低，万一感冒了怎么办！"这话弄得我哭笑不得。

家人的细致、体贴，给了我莫大的精神力量，支撑着我，熬过疾病和治疗带来的痛苦，更坚定了我一定要好好活下去的信心。

我治病期间，女儿、女婿还没结婚，自己的病会不会影响女儿的终身大事，治病带来的经济负担，他们能不能承受，我心里没底。

我把女儿、女婿叫到身边，第一次说起了自己的身后事："你们要做好心理准备，妈妈今后可能照顾不了你们了。我走了以后，你爸爸还需要你们照顾，他的工资低，家里的房贷也要交给你们了。如果这些事情你们都能接受，那你们随时可以领证，如果接受不了，你俩的事就要再慎重考虑了。"

我几乎不带一丝感伤的后事交代，让女儿瞬时泪如雨下。在她眼里，妈妈才50多岁，带学生、教书马不停蹄地忙了一辈子，这刚退休还没来得及享受生活呢。

我对女儿一直很愧疚，因为工作疏于照顾女儿，女儿过去也常对自己抱怨"你的好脸子全都给你学生了，我是一点没捞着！"本以为我退休以后，我们会有更多甜蜜温馨的母女时光……

女婿是个很有担当的青年，他对我承诺，会照顾好我女儿及老公，请我一定放心。仔细想想，自己之所以能走过那些艰难的日子，和家人的无私付出关系很大。有家人在身边，心里就有底！

化疗做几次，谁说了算？

化疗7次之后，我感觉快到了忍耐的极限，后来回顾那段经历时，我想，如果一个人能克服化疗的痛苦，那她一定是个无坚不摧的人。

对大多数肿瘤患者而言，化疗都是抗肿瘤之路上最充满荆棘的那一条。很多患者不是被肿瘤打败了，而是向化疗的不良反应所带来的身心折磨举了白旗。

听说，我这样的病化疗 6 次就能解决问题，医生让我做 8 次是为了巩固治疗效果。病友告诉我，化疗除了杀死坏细胞，也会杀死身上的好细胞。要不，还剩一次化疗就不做了吧？我心里敲起了鼓。

负责我治疗的副主任坚持让我做完 8 次化疗。她解释说，目前的化疗药物确实不是最完美的，不良反应很强，但因此中断治疗，是得不偿失的。

我左右为难起来。

不做完 8 次化疗，怕达不到规范治疗的效果，坚持做完吧，实在连化疗室的方向都不敢多看一眼。最后，我把决定权交给了林主任。

林主任一直都是我抗癌路上的主心骨，她拍板免了我最后一次化疗。

这 7 次化疗，让我的体重减轻了 12 kg，头发和眉毛都开始脱落，照镜子成了我最讨厌的事。这是一段炼狱式的时光，但好在，我坚持住了，没有放弃治疗。

没人能保证不复发，好在有希望

然而，化疗结束，并不意味着癌症的结束。

尤其对卵巢癌患者来说，未来总需要面对很多不确定性，高复发率始终是悬在我们头顶的一柄达摩克利斯之剑。

卵巢癌是个缠绵的病。协和医学院肿瘤学博士孙力曾在接受媒体采访时说，"相比其他恶性肿瘤，卵巢癌病程比较长，不容易根治，患者会反复求医。由于不堪重负而放弃治疗的患者并不少见。"

还在化疗阶段，我就听病友说，我这个病只要熬过 5 年就好了。对此，我表示怀疑。卵巢癌恶性程度高，没人能保证不复发。并且，5 年并不好熬，临床数据显示，只有不到一半的患者能跑赢 5 年生存期。

我向来理性多于感性，出院后第一时间我就订立了遗嘱。然后赶紧和老公张罗着，在父母留下的农村宅基地上，盖起了房子。

宅基地荒了多年，这么着急盖房子，我也是有"私心"的。只有把房子盖好，房产证上才能写上女儿的名字，否则，宅基地在法律上和女儿无关，将来如果老公再找伴侣，这块地可能就彻底和女儿无缘了。并且，赶在女儿结婚前盖好房子，这房子也可以算作是女儿的婚前财产了。

虽然身患重病，但抓紧一切时间为女儿做好"最后"的安排，是母亲本能的爱。

战略上藐视肿瘤，战术上重视它

为女儿安排好这一切，我终于能踏踏实实养病了。我不惧怕死亡，但是，我想多陪女儿一些日子，至少得看到女儿出嫁吧。如果老天再赏些日子，最好能看到女儿生儿育女……是的，这就是我生病后最大的愿望，也是支撑着我熬过确诊、手术、化疗阶段的精神支柱。

刚出院回家时，我天天躺在沙发上，百无聊赖，心情也很沮丧。

大约一年之后，女儿结婚生女，每天步行三里地去看望外孙女，竟成了治愈我最好的药。去看外孙女的路上，我畅快地行进着，路两边绿树成荫，经常有喜鹊从树枝上跳下来，翘起尾巴，和我打招呼。这一路，连风都是甜的。

我忘了自己是癌症患者，忘了哪天癌症可能会复发的事，每天就想着能看看外孙女胖乎乎的脸蛋，摸摸她肉肉软软的小手。

当然，定期复查，我不会忘记。我就是肿瘤医生最喜欢的那类患者，战略上藐视肿瘤，战术上又重视它。西医对肿瘤患者并没有多少忌口的要求，但大部分病友认为最好不吃海鲜、牛羊肉这些发物，所以我就坚决不碰这类食物。

林主任让我多吃新鲜的蔬菜、水果，少吃红肉，我就彻底改变了多年的饮食结构，早上就开始蔬菜沙拉配酸奶。

我已经带癌生存12年了，年年复查，从不间断。林主任和我开玩笑说："你已经是个'好人'了，不用来了。"我不肯："还是要经常见见您，心里才踏实！"

一起抗癌的朋友

和我同期治疗的一位病友，在手术后第9年，复发了，这是她没想到的。

她接到复发报告时，心灰意冷，想放弃治疗。林主任很生气，第一次当着大家的面训了她。这些患者跟了林主任很多年，林主任不舍得任何一个人"掉队"，她告诉病友："你必须给我活下去。"

病友没有我幸运，她的老公对她并不重视，复查、重新治疗，都是她一个人来，一个人走。化疗完再难受，也是自己一个人强撑着坐公交车回家。

病友的女儿也不省心，谈场恋爱，竟然把家里的钱全让男友骗光了。病友癌症复发后，治病要花一大笔钱，这让她的愁，像等待化疗反应消失的夜，浓得化不开。

第二次复发没过多久，病友就走了，都没来得及和我告别。后来，还是我从护工嘴里得知病友逝世的消息。虽然得这种病，生死本就是寻常事，但我还是感到震惊。本以为病友和自己一样，都熬过 9 年了，病情早就稳定了，早就是个"好人"了。我心里不免升起一丝难过，如果她女儿、老公不这么给她添堵，她会不会像自己一样，还好好活着呢。

抑或是卵巢癌就是这么险恶，多年潜伏，就是为了出现时，给我们最致命的一击？！我又伤心又恐惧，临走时嘱咐护工，以后这样的事情别告诉我了。

林主任深知这些癌症患者的心理，也从来不告诉我们谁谁离世的消息。别看她平时大大咧咧，似乎什么小事都不放在心上，但对患者的感受，她考虑周详，几乎不会透露任何对患者康复不利的消息。

和护工成了患难之交

护工也不是有意告诉我这些不幸的事的。

算起来，有几位护工和我已经是近 10 年的老相识了。每次我回医院复查，都要给这些护工带些香皂、洗发水类的洗漱用品，东西并不贵，但是我的心意。在我心里，这些护工是我的患难之交，陪我走过了最艰难的日子。

　　有位山西护工，人特别勤快，去哪里都是一溜小跑。患者的需要，她基本是第一时间响应。在她看来，这些癌症患者都是些"可怜人"，不好好照顾，对不起自己的良心。她在照顾我化疗时，从来不让我下地，大小便都主动帮我接，生怕我一动弹，身上的内置针管移位。很多患者家属都没有这些护工照顾得周到。

　　没错，这些可爱的护工阿姨们，是为了挣钱养家，才来到这里。但真的和患者相处起来，她们内心的善良、柔软，也熠熠闪光，不是总想着给多少钱干多少活，而是尽其所能地减少患者的痛苦，给予患者最大限度的支持，这也是她们在这里工作的信仰。

　　在卵巢癌发病的第 12 个年头，我已经越来越接近一个"好人"了。我终于实现了自己的愿望——给女儿帮忙，亲手把外孙女带大。外孙女如今快上小学了，我又开始准备给孩子督促作业、辅导功课了。正是这一个又一个美好的愿望，让我忘记病痛，放下恐惧，满怀希望地生活下去……

夏淏 医学点评

除了恰如其分的医疗，生命的韧性也尤为重要

患者李老师身患卵巢癌，接受我们采访时是诊治后第 12 年，能帮女儿带外孙女，生活充实，确实不容易！在抗癌的道路上，患者、医生、家属等多种因素对患者的命运都有不同程度的影响。卵巢是女性特有的器官，位于女性盆腔两侧，位置隐蔽，早期病变不容易发现。一旦发现肿瘤，往往属于病程中晚期，而且存活率不足50%。李老师患病、诊治并获得良好结果的经历，给我们如下几点启示。

早期发现尤为重要

其实任何事物的本质都是通过现象表现出来的，李老师发现肿瘤时，自己已经能摸到包块了。B 超发现李老师的卵巢肿块直径大于 10 cm，属于中晚期，其实如她自己描述，她早就有月经量增多的表现了，只是由于忙于工作，忽视了及时就医。

对于患者来说，感觉到身体某个系统有异常，一定会有问题，不能拖延。如发生咳嗽，说明呼吸系统有问题，发生血尿，说明泌尿系统有疾病。月经量异常增多，说明女性生殖系统有麻烦。

与工作相比，健康永远是第一位的。对于女性卵巢这样一个隐蔽的器官，要想获得早期疾病的诊断，定期健康体检非常重要，早期疾病往往都是通过健康体检发现的，尤其是肿瘤类疾病。

任何肿瘤都是由小变大，从量变到质变，很小的肿瘤（1～2 cm），一般不会有任何临床表现。随着医学诊断技术的不断进步，小于 0.5 cm 的肿瘤通过 B 超、CT 和磁共振成像等影像学检查也能被发现，现代的分子影像学如 PET-CT 能更早期发现人体器官病变。

李老师因为自己大意，没有及时就医，延迟了癌症诊断，导致未能早期发现癌症，一定程度上增加了癌症扩散、转移的风险，且治疗难度也相对提高。

所以，要想早期发现癌症，避免诊断延迟造成的危害，要重视来自身体的信号，对癌症相关症状有所警觉，并且要积极定期接受癌症筛查，筛查结果如有异常，绝不能等闲视之，一定要马上就医。

肿瘤的治疗不是仅能依靠手术的单一治疗，尤其是卵巢癌

虽然林主任手术很成功，但手术只能切除肉眼可见的肿瘤和淋巴结，对于微转移病灶，是无能为力的。所以，对中晚期癌症，必须配合化疗或放疗，此外，现代免疫治疗及靶向治疗技术也在不断进步。

但这些治疗手段对人体的免疫力和正常细胞也是有伤害的，不良反应也很多。作为医生必须要掌握好平衡。医生治病就像司机开车，要把握好方向盘，治疗出现不良反应时，要及时减量，

并根据不同患者的身体状况，及时调整方案。对于患者来说，要有承受不良反应带来不适的心理准备。必要时配合中医、中药治疗，中西医结合发挥协同作用。

李老师和其他大部分癌症患者一样，起初对化疗非常恐惧和抗拒，并因为化疗的不良反应很大，一度产生了"还不如死了"的消极想法。慢慢地，坚强、理性的李老师调整好心态，一边忍耐化疗的打击，一边安慰其他病友，并用自己充满韧性的生命力，抵御住了癌症、化疗对她的身心伤害。这让我们看到她灵魂里的韧性在抗癌过程中发挥的重要作用。

患癌当然不是什么好事，但为了活着，除了医疗本身，还需要患者坚强地承受住病痛，承受住各种治疗带来的不良反应。所以，在抗癌的路上，除了恰如其分的医疗，驱使我们活下去的那股韧性、坚毅尤为重要。

人文关怀和亲人的支持，给予患者足够的信心和希望

李老师之所以有如此坚强的意志，承受7次化疗不良反应带来的痛苦，与林主任的鼓励，丈夫、女儿和女婿的无私关怀是密不可分的。外孙女的出世，给李老师带来希望，心情愉快对患者的康复也很重要。她的一个病友，病情稳定9年后还复发，与其缺乏家庭的关怀，长期心情不愉快、情绪低落应该有一定的关系。不良精神心理因素对患者自身免疫力的恢复极其不利。

根据我从医多年的临床观察，情绪稳定、开心快乐的人，很少患肿瘤疾病，即使患了肿瘤，也"相对"容易治愈和康复。李老师属于理性、豁达、开朗的性格，面对肿瘤不是十分畏惧，能积极配合医生的治疗，在战略上藐视、战术上重视肿瘤。在家庭

问题上，也能理性和冷静处理女儿、女婿的婚事，合理解决未来的家产问题。

显然，李老师的家人起初低估了她应对危机的能力，才选择向她隐瞒她患癌的事实，这也曾让李老师一度感到不安、恐惧和焦虑。作为家属，不敢告诉患者实情，怕患者承受不住坏消息的打击，属人之常情。但从李老师的故事来看，想要完全隐瞒住病情，也不是件容易的事，与其藏着掖着，让患者起疑，并因此感到更加茫然和无助，不如想好对策，通过家庭会议等方式，商量好如何告知病情，让患者更容易接受，必要的时候，可以借助医疗团队的力量，一起讨论后续应对癌症的办法。

作为心疼父母的子女，除了关爱父母，也不要低估他们应对生命危机的能力与智慧，并且要尊重他们为自己生命做主的权利。

两度罹患肿瘤，
依然笑对生活

———

当医生罹患肿瘤时

总有人想知道，医生得了癌症该怎么办？他们有什么更先进的办法，能在最短时间内消灭癌症？还是也只能和常人一样，等待命运的发落？

知名耳鼻喉主任医师马芙蓉的抗癌经历，为我们展现了一位资深医生面对重症时，表现的状态、做出的抉择，以及进行的反思……

正值盛年，突然患癌

在我检查出乳腺癌的当年，我的一位好友也确诊了乳腺癌。

在医院见惯了生死的医生，并不惧怕死亡，但癌症确诊单放到面前那一刻，我还是倒抽了一口凉气。整天忙着把患者从死亡线上往回拉，从没想过，死亡会离自己这么近。如果这次治疗不顺利，周遭的一切都将搁浅，生命原来如此匆忙、短促。

我患的是乳腺导管癌，发现时相对较早，癌细胞还没有向腋窝淋巴结转移。

这让我心里稍感安慰，癌症虽然凶险，但分期较早的乳腺癌，治疗起来比晚期癌症要容易些，预后效果也更好。

好友遇到的麻烦就大多了。因为癌症发现较晚，癌细胞已经转移到腋窝淋巴结，且恶性程度很高，生命危在旦夕。

医生遇到癌症，也和普通人差不多，并不存在什么神医良方能救我们于水火。

好友病情危重，虽然只有一侧乳房患癌，但定下的手术方案是两侧乳房全切，防止癌细胞从患侧向对侧转移。定下切除双侧的方案，也是好友个人的主张，切除乳房对女人来说，不仅仅是一台外科手术，某种程度上还预示着对某种女性身份的剥夺。这种精神之痛，远超过手术之痛，所以，这样的事，在好友看来，发生一次就好。

我很爱美，虽然病情较好友轻些，但也免不了切除乳房的命运，这对我的打击，比癌症本身更致命。

乳房全切，比癌症更致命

工作之余，我加入了一个由女医生组成的旗袍表演队，一众智慧、美丽的女医生，穿着精致秀丽的各色旗袍，身材曼妙、气质卓然。如今，切除了一侧乳房，从此不就和漂亮的旗袍绝缘了吗？

和乳腺外科医生商量之后，我找到了一个好办法，就是在切除乳房3个月后，在手术部位的皮肤得以充分延展后，又再次进行了乳房成形术，其内用硅胶填塞，并将对侧不对称的乳腺切除部分，在保证成形的同时，又能最大限度预防对侧乳腺癌的发生，保证两侧乳房形态对称。

外科手术切除肿瘤之后，我开始面对是否要继续化疗这个问题。好友因为病情严重，又有癌细胞转移，手术切除之后，就马上进入化疗阶段。

我看到好友因为化疗，一头秀发几乎掉光，原来神采飞扬的女高知，在癌症的折磨下，几周之内就形容枯槁。尤其是第一次化疗后，好友的反应很强烈，胃里翻江倒海，几乎一口饭也吃不下去。新长出的头发楂，竟全是白的。

我是否需要化疗呢？我的治疗团队意见并不统一，一些医生坚持让我化疗，预防癌细胞转移、复发，杀死没有发现的癌细胞；另一些医生认为，我可以不做化疗，用自己的免疫系统打击残留的癌细胞。这样，还能免受化疗的伤害。

双方意见争执不下之时，就要看患者本人的态度了。

此时，我对自己的病情做了客观冷静的分析。因为我的乳腺是较早期的癌变，肿瘤惰性大，偏良性，复发转移的可能性较小，不做化疗应该也可以。

得知我的这个决定，同病房的有些病友不乐意了："为啥你们医生不做化疗，偏偏让我们做呢！"

我敢为自己做不化疗的决定，是因为我对自己的病情有足够的把握，对我选择的治疗方案足够自信，并且愿意为自己的选择承担后果，这和我有没有所谓医生特权没关系。

经常想不起来自己有癌症

在乳房切除手术后没多久我又投入到耳鼻喉外科手术里了，仿佛乳腺癌之于我，只是个普通的小毛病，吃点药，养一养，身体就又回归正常了。

很多人说，我是他们见过的最不像肿瘤患者的人。做了该做的治疗后，我就把癌症完全抛诸脑后，该工作工作，该生活生活。我常说，"我经常想不起来自己有癌症"。甚至，我的工作强度比很多健康的人还要高很多倍，十几小时的外科手术是家常便饭，坐在手术显微镜下，经常一工作就是一整天。

癌症这个东西，你整天想着它，害怕它，它就更加肆虐。你忽视它，遗忘它，它也只能安静地躲在角落，不敢发威。

总结起来，我对待自己的癌症，是战术上重视，战略上藐视。在治疗的每个关键点，我都认真对待，不放过每个细节；但日常状态下，我也不会总牵肠挂肚。

为什么患病？

夜深人静时，我也会反思，自己为什么会患癌？

这是每个癌症患者都会给自己的灵魂拷问。

在一般人看来，医生是最懂健康的人，也是离各种疾病最远的人，即便身体出了差错，也能及时纠正。

然而现实生活中，医生得癌的概率不比普通人低。我的同行中，同一时期，竟然出现了两例乳腺癌，好几例甲状腺癌患者，我所认识的好几位学科主任都患了癌。

医生是高压力群体，尤其在炙手可热的北京三甲医院当医生，工作的强度和压力，是常人难以想象的。一天接待几十位病患，一周做十几台手术，还有烦琐的科研、教学、管理工作，把医生的休息时间都像俄罗斯方块一样，填得满满当当的。

高压力导致患病，是我对我们医生群体患癌的直觉判断。但具体到我个人为什么患癌，我还有更深刻、细微的自我体察。

我觉得，我生病的终极原因，是过去的自己和周遭世界，包括和自己相处不和谐了。

我们体内的细胞按照各种更新的周期在不断更新，譬如红细胞是 120 天更新 1 次。在复制、更新的过程中，难免有抄错代码的时候，患癌就是这样。当我们的睡眠、心理、习惯、周遭环境出了问题，相当于让细胞处于容易抄错密码的环境，就更容易被癌症侵袭。

成为一位优秀的外科医学专家，我一直对自己高标准、严要求，坚定、执着、一丝不苟，是刻在基因里的品质。然而，这些在学术上成就我的品质，在现实生活中，却体现为要强、完美主义、宁可累死自己也要带领科室前进的"拼命三娘"，这让我"压力山大"，难免时时焦虑但又不愿麻烦别人。

身为国内算是较有名气的耳鼻喉医生，我无法像个普通人一样，把内心的苦闷和身边人碎碎念，烦心的事情就这样在身体里越积越多，直到身体不堪重负。

如果自己能在工作、生活中多爱惜自己一点，如果能早点学会包容、妥协、不较真，如果凡事不那么强求结果……或许，一切就都不一样了。我有时这么回想。

心情愉悦了，烦恼少了，懂得如何排解负面情绪了，身体的免疫力一定也是强大的。细胞处于不容易抄错代码的环境里，癌症便很难乘虚而入。

明白自己该如何同这个世界、同自己相处，是这场病给我的最大收获。

不让癌症复发，该怎么做？

所有的癌症患者在前期治疗完成后，都要面对一个终极问题——如何不让癌症复发，如何把癌症"拖住"，不让它威胁生命。

我反思了癌症的社会成因，现代社会癌症发生率高，和人们的快节奏生活、被工业化污染的环境息息相关。要想活得健康，就要尽可能活得原始一点。

我曾在长寿之乡——广西巴马村做过医学考察，深入考察了那里居民长寿的秘诀。

　　巴马长寿村隶属广西壮族自治区巴马瑶族自治县，这个偏僻的村落是世界百岁老人分布率最高的地方。这里的自然环境美丽而神秘，到处可见原始森林、田园风光、水上溶洞……来到这里的人如同身临陶渊明笔下的桃花源。公开信息表示，这里的人长寿的主要原因是当地自然环境好，水和空气质量上乘、无污染，人们长期吃火麻仁、玉米、茶油、酸梅等没有任何激素的天然食品，饮用富含微量元素的水，且素多荤少。

　　我在这里还发现一个有趣的现象，这里100岁以上的老人居然还在田间劳作，上山、下田，忙得不亦乐乎。80多岁的老人更是把劳动当成生活的重要组成部分，一天不干活吃饭都不香。这些老人，吃着用草磨出的粉，笑起来个个一口白牙，单纯又快乐。

　　从这些老人身上，我也更加相信，让自己活得原始一些，多些劳作，适度保持饥饿感，是抵抗癌症，保持健康的重要方式。

　　外在环境好了，就要整治癌症产生的内部环境——高压生活。

　　我重新审视自己的内心，发现过去压力过大，除了和工作繁忙、患者多有关，和自己太看重结果也有关系。

　　得病之前，虽然也懂得名利如浮云，该放下就要放下，但直到查出癌症的那一刻，名和利突然一下失去了所有的光彩，我才真正把这一切都放下了。

　　从多年的科主任位置上走下来，我现在只是纯粹做个医生和老师，给患者看病、带研究生，做做公益，给医学院当专家评委。重担卸下来之后，压力自然就小了。

　　患病期间，我也曾接收到其他工作邀请，但一想到那里有无数病床要管理，一堆考核要完成，便果断选择了放弃。要知道，这些指标和考核，最后都会成为伤害自己身体的毒素，我要保护自己尽可能处于低压力环境里，坚决不给癌细胞重新抬头的机会。

　　我也在这场选择中，真正学会了取舍。虽然依旧热爱工作，但我宁愿多做点和公益有关的工作，远离让自己陷入焦灼和郁闷的烦心事。

　　当年那个为了每天清晨六点半赶到医院给科里医生们开晨会，而不惜天不亮就把上小学的女儿扔在校门口让保安看着的拼命三娘开始反思，自己是不是有点拼过头了……

控制好情绪，预防复发

　　普通人面对重大疾病时，心理素质是最重要的一关，恐惧和长期低落的情绪，是对人体免疫系统最沉重的打击，不良情绪会让身体素质变差，抗不过手术和并发症的打击，也容易导致癌症复发。

　　癌症就像一个强劲的对手，你既不能太害怕它，也不能不把它当回事，你要爱惜自己，让自己强健起来，又要警惕对手，不给它偷袭你的机会。只要你坚强、乐观，把癌症这个对手死死拖住，拖到医疗技术更强大的那天，没准儿有机会打场漂亮的翻身仗。比如肺癌，过去是不治之症，现在很多早期的肺癌，在内窥镜下用微创手术就能解决掉。最好的"抗癌药"，其实是人的希望。一定要时刻给自己希望，然后用行动和改变，为自己争取治疗的胜利。

最难的时候，我也想过放弃，一生的操劳，一身的病痛，似乎一路走来，有些用力过猛，没能平衡好身体和重压的关系。如今又身染重病，自己的手术生涯也能看到尽头了。

但真的就这样放弃了吗？

最终，出于对事业和生活的热爱，我选择坚持，选择找信任的人倾诉，选择继续与疾病抗争。

我也告诉其他患者，当你觉得自己实在坚持不住，想要放弃的时候，一定要向你信任的人求助，及时为自己找到排遣负面情绪的通道。

生病之后，我开始让自己急速奔驰的生活放慢脚步。保证充分的睡眠时间，是我预防癌症复发的重大举措。

之前为了工作，我一直在挤压睡眠时间，有时一天只睡三四个小时。现在，保持每天七小时的睡眠，如果不在手术台上，中午还要午休半小时，是铁打不动的纪律。

饮食上，我尽可能清淡些，营养够了就好。乳腺癌患者最怕的就是发胖，发胖可以导致雌激素水平增高，会增加复发的危险。

按照医学指南的要求，我需要服药7年，排出体内所有的雌激素，这让我无比纠结。雌激素是女性美的来源，排出雌激素，就是在销蚀人的女性特征。反复纠结之下，我和手术医生讨论并咨询多位专家后，决定放弃了这项治疗，我相信，别的治疗手段也能抑制癌细胞的再次进犯，但服药让女人失去了美的权利，是我不能接受的。

对付癌症，我提倡个性化治疗，每个人的治疗方案都是独一无二的，采取何种方案应和专家详细制订，尽可能精准和安全。

与颅脑肿瘤狭路相逢

好不容易挨过 2014 年乳腺癌的难关。2015 年，我又和颅脑肿瘤狭路相逢。

肿瘤长在颅底正中位，周围密布着神经和血管，如果肿瘤继续生长，和视神经长到一起，我将失去视觉，同时失去的，还有磨炼三十多年的显微外科手术能力。

对我来说，失去手术能力是致命的威胁。我早已把自己的生命和手术生涯牢牢绑在了一起，是手术一直在给自己的生命提供养分。

我找到多位神经外科专家朋友讨论自己的治疗方案。要不要动手术？手术怎么做？从什么路径做？手术医生同类手术量是多少……

因为肿瘤长在颅底正中位，这个位置的手术难度很大，犹如从十三陵水库底部取一个小物件，其间还要完美避开周围星罗棋布的神经和血管。如果没有十足的把握，我不敢轻易接受手术。

我选择先静静观察，了解这个肿瘤的发展情况。

密切观察了 8 个月后，看到瘤体在快速长大，内部开始出血，眼看着就要和视神经长到一块儿，危及眼球运动和视力，我决定，即使冒险，也要马上开始手术了。

我的开颅手术并没有用当时最先进的伽马刀，最初曾考虑过，权衡过，最后觉得伽马刀不适合而放弃了。

医生在我的脑部深处探测、剔挖了 8 个小时才把正在出血的瘤体一点点移除。

被送入 ICU 后，在一束月光的照耀下，我慢慢苏醒，暗自庆幸，终于挺过了危险的脑部手术。

从 ICU 被推去做 CT 检查的路上，我听到旁边的医生说，她怎么一个瞳孔大，一个瞳孔小呢？坏了！懂医学的我心情又沉到了谷底，这种情形，只有两种可能，要么是伤着我的视力了，要么是手术失败，颅内出血了……

陪自己的家人也是医生，听到了医生的话，他赶紧上前追问，"您刚才说的是马芙蓉吗？""不是，是另一个女患者"。哦，我无比紧张的情绪，舒缓下来。

手术并发症的折磨

乳腺癌、颅脑肿瘤，两年内，接连两次重大打击，都没有把我击倒。这可能得益于自己是外科医生的心理素质。他人的苦难，我见过不少，也难免为他们悲伤。但，我还有一股力量，能把自己从恐惧、悲伤中抽离，遇到任何困难都不发怵，积极想办法解决。该寻求专业人士帮助时，及时找专业人士；该和疾病共处时，也能接纳病痛。

退路并不存在。如果自己不能迎难而上，往后退缩，很可能退到深不见底的深渊里。靠着这种不畏难的职业习惯，在两次致命的灾难下，我都成功地把自己渡到了希望的彼岸。

颅脑肿瘤的手术虽然成功了，性命和视力都保住了，但手术还是给我留下了残酷的后遗症——面部神经麻木、三叉神经疼痛，我要每天早上按时吃止疼药，才能让一天过得不那么辛苦。

变天的时候，我的脸部如同被电击一样，剧疼难忍。只能凭借强大的意志力忍耐，忍到疼痛从轻到重，再到巅峰，最后从巅峰慢慢回落，除此之外毫无办法。

佛家说，人生本苦，我体味深刻。

我也去过北京最好的疼痛科，寻求解决办法，但是，身为医生的我明白，有些疾病、痛苦，都是无解的，只能默默承受。

好在，这次手术总算是成功的，既没有要我的命，也没有将我致残，还能让我继续给患者做手术，我觉得自己已经够幸运了，至于疼痛，那是我必须接受的，没什么可抱怨的。

世上有这样一种人，成功、顺遂的时候，会感谢上天安排的命运；厄运来临，亦能坦然自若，接受自己的处境。我希望自己也是这样的人。

在医院接受脑外科手术那天，手术前，家人在手术室外忍着难过，和我拍照留念，以为就要永别了。彼时彼刻，生和死的距离特别近，就在一道门之间。

那个时候，想太多没用，只能尽量争取生的可能，但也不必恐惧死亡，很多事情不是我们能主宰的。当死亡来临时，我们也只能坦然接受。

夏溟 医学点评

癌症是长寿的"副产品"，多发性肿瘤也不可怕

大家都知道，目前日本女性平均寿命约 90 岁，女性乳腺癌及多发癌也居世界之首。人体免疫力随着年龄增高总体逐渐减弱，所以年轻人患肿瘤的概率小于老年人，可以说，人只要活到一定的寿命，罹患肿瘤的概率就大为提高了。只是年轻人患肿瘤一般恶性都偏高，老年人患肿瘤恶性程度偏低。另外，像马芙蓉医生的多发性器官肿瘤也并不可怕，我们要学会与肿瘤共存。

了解就是力量

和肿瘤细胞"做朋友"，首先要充分了解它。

马医生对肿瘤没有太多的恐惧，和她对肿瘤的了解有很大关系。她清楚地知道自己患病的部位、恶性程度和分期分型，因为了解，才不会过度恐惧，也不会过分夸大问题的严重性。

我在临床上碰到很多患者，一听说患癌，马上以为自己被判了死刑，失去了和疾病斗争的意志和信心。其实，癌症并不意味死亡，癌症患者存活多年的例子，不胜枚举，甚至很多晚期癌症患者，也能与疾病抗争多年。

著名企业家李开复被诊断为胰腺癌四期时，医生安慰他，说

他的病情没有那么严重，开始他还不相信，后来医生无奈之下给他发来了一篇意大利论文。论文指出，淋巴癌患者的存活时间取决于是否进入骨髓、是否超过 60 岁，肿瘤是否超过 6 cm，数量是否超过 20 颗等因素。李开复看完后松了口气，觉得自己至少可以再活 5 年。

虽然普通人不能像马医生那样专业地了解肿瘤，但也要找到值得信赖的医生进行咨询，千万不要在这个互联网自媒体时代，过分相信网络、电视、报纸杂志及自媒体上的一家之言。

很多患者和我讨论病情时，经常会说，他看到网上是这么说的……然后往自己身上套。如果靠上网就能给自己看病，那还要我们医生做什么呢？当然，并不是网上就没有可靠的信息，而是非学医者很难辨别、吸收、消化这些内容，容易断章取义，容易误解。尤其是肿瘤这类生死攸关的疾病，更要通过正规、专业的医学媒体渠道和就医渠道了解。

所以，要了解病情，最好是和自己的主治医师交流，并通过他们确认你在其他途径了解的信息是否可靠。

正确了解癌症，即使遇到由癌症引起的一些突发情况，也可以减轻精神和肉体上的负担。英语里有一句谚语——已知的恶魔总比未知的恶魔好。我据此概括出一句话——了解就是力量。只有充分了解病情，才是做出最佳诊疗决策的基础。

多器官肿瘤怎么治疗

马医生身患乳腺癌，术后 1 年又患颅脑肿瘤，她凭借自己的专业知识和过硬的心理素质，正确面对疾病，合理选择诊治方案是非常值得人们学习的。在我的临床实践过程中，也遇到不少身患多种癌症的患者，有的是同时发生不同器官的肿瘤，有的是不同器官先后发生肿瘤。其中不乏战胜多种癌症，顽强生存下来的病例。

多器官肿瘤患者往往与家族基因有关，遇到这类患者我们往往建议家族里其他人做基因检测和定期健康体检。发生多器官肿瘤时，应该按照肿瘤恶性程度及所侵犯器官的重要性综合考量，确定治疗顺序。

肿瘤手术化疗需要因人、因病情而异

马医生的乳腺癌属于早期乳腺导管癌，肿瘤分期低，她的同事则属于晚期，术后采取继续化疗，也必须承受化疗带来的不良反应，这也是大多数癌症患者需要面对的。

总体来说，目前，我国对癌症是以综合治疗为主，因人、因病情而异。但是具体诊疗过程当中也存在一些问题，比如，过度治疗的问题，治疗不彻底的问题，让患者和医生都面临两难的选择。

我的一位女患者外阴部长了一个黑色素瘤，在外地某医院手术做了局部切除，双侧腹股沟淋巴结也做了清扫，并定性为阴性。这位患者看到其他肿瘤患者术后都做化疗，便也要求她的主治医生为她做化疗，医生确认她的肿瘤尚属早期，无须化疗，便没同意患者的化疗要求。结果术后半年，患者腹股沟淋巴结肿大，癌症又复发了。

我也经常遇到这样的情况：很浅表的低级别膀胱癌患者，一般术后给予膀胱灌注化疗即可，结果有的患者遭遇了过度化疗，承担了很多不必要的痛苦。这里面有医生的决策问题，也有患者

过分担心等因素。做出正确的选择，不只是患者愿望，也一直是我们医生的美好追求。我认为合理的判断标准，就是让医患二者都无怨无悔！

对于肿瘤患者术后是否需要化疗，主要依据肿瘤性质、分期和手术后病理结果判断。肿瘤分期是根据肿瘤的大小用数字表示病情发展的一种标识方法，是医生决定治疗方案和判断病情的依据。现在常用的癌症分期方法是 TNM 分期系统。T 代表肿瘤原发灶的大小；N 代表淋巴结，提示区域淋巴结受影响情况；M 代表转移，提示肿瘤细胞是否转移到其他器官。

从患者的角度来说，如果用初期、中期、晚期来划分，更便于理解。癌症分期究竟意味什么？从统计学角度来看，癌症分期与治愈率相关。以 5 年生存率为标准，初期癌症患者治愈率为 90%，中期治愈率约为 50%、晚期治愈率不足 30%。这些数据也只是治疗的依据而已，还不能成为判断患者生命长短的指标。

影响医生治疗方案的其他重要因素是医患互相信任的程度，医生能放心地把患者当成自己或亲人来做治疗方案，往往是最合理的选择。

最后，对于医生来说，要尽可能为患者制订个性化治疗决策，兼顾患者的病情和家庭、经济等多种因素，选择最适合患者的治疗方案。

人体内、外环境失衡是肿瘤发生、发展的重要因素之一

任何事情的发展都是由内因和外因结合造成的，马医生患癌和抗癌的经历也说明了人体内外环境的平衡对抑制肿瘤的发生、发展和预防复发有重要作用。马医生工作认真负责，热爱本专

业，患病前还担任科室主任，工作压力非常大，过度疲劳，睡眠也很少，健康生活作息无法保障，长期下去，身体免疫力下降，对肿瘤的发生具有催化作用。

马医生去过的巴马瑶族自治县，那里的人生活简单、原始，心态淡定，长寿者居多。这些长寿老人的共同特点是对得失看得很淡，能控制不良情绪，性格温和，善待他人，热爱劳动……而根据我本人临床 40 年的观察，有这些性格特征的人，即使身患癌症，也容易配合医生的治疗，从容面对各种治疗的不良反应。

作为医生，我建议患者，人控制不了基因，但可以控制自己的内外环境，向着有利于肿瘤治疗和康复的方向发展。

从马医生患癌及康复的经历来看，减轻自己的工作压力非常重要，而且是首要的，要有舍得精神，看淡名利；其次，要保持良好的生活习惯，保障足够的睡眠；第三，要控制好自己的不良情绪，过度焦虑、悲伤对身体健康不利；第四，舒适、优美的生活环境也很重要。

我曾经与一位新加坡研究地球压力理论的专家探讨过"工作和生活环境对人体及万物生长的影响"的话题。我们从不同专业出发，但都认为，有时，改变环境就会带来健康状况的改变，患癌也和长期受到不良环境影响有关。

如何面对手术、化疗和放疗带来的不良反应和并发症？

肿瘤治疗的三大法宝——手术、化疗和放疗，均会造成治疗的不良反应。

虽然手术刀可以完整切除肿瘤，但由于肿瘤的部位不同，分期不同，与肿瘤周围器官的关系密切程度不同，外科医生在一些手术中很难做到对周围器官完全没有损伤。化疗和放疗虽然可以杀死外科医生看不见的癌细胞，但是对正常细胞也有杀伤作用。

因为很多患者并不十分了解这三大法宝的基本原理，所以一说到这三种治疗就会想到各种不良反应，产生极大的恐惧。从外科医生的角度来看，术前精准判断肿瘤位置及其与周边组织的关系；术中精细操作避免大血管和脏器损伤，同时预测最坏的情况，提前安排好充分的补救措施；术后细心观察病情，这些都非常重要。只有这样才能最大限度地避免手术给患者带来并发症损伤。

化疗、放疗可以消灭和抑制外科医生肉眼看不见的肿瘤细胞繁殖。为了取得更好的疗效，提高肿瘤的治愈率，术前、术后配合化疗和放疗是非常有必要的。确实，有些患者在化疗和放疗后并没有取得理想效果，却要忍受治疗不良反应的痛苦折磨。但这并不是说治疗方法不对，而是因为癌症恶化到了难以治愈的程度。

简而言之，现代医学的所有治疗方法都是双刃剑，在治疗的同时会不可避免地使正常器官受伤。这种情况下，患者最明智的做法就是了解医疗双刃剑的特性，在达到目的的同时，最大限度地减少医疗对自己的伤害。同时，希望患者能减少对医生及其治疗的不信任，积极配合医生做出正确的选择，理性对待治疗中出现的各种状况，不要畏惧肿瘤治疗的三大法宝。

历尽数次手术和癌症考验，
我是这样度过的

————

二十几岁经历数十次手术，
"缝补的人生"雕刻生命的韧性

本篇的主人公是位已经被疾病折磨了近20年的漂亮姑娘，别的女孩在追求美好生活的时候，她都在和各种疾病缠斗。这一路上，她错了很多美好，她错过了稳定的事业，错过了怦然心动的爱情，更错过了对未来生活的确定感……但她也得到了很多，她得到了命运淬炼后的坚强、乐观，得到了亲人和很多陌生人的关爱，得到了对生命真正价值的早早体悟。谁都无法为她计算这得与失的价值几何，也说不上她和疾病抗争的勇气究竟来自于哪儿，只知道，佛家说，人生实苦，但能把这么苦的日子，过出一缕缕甜香，是我们最佩服这个女孩的地方。

10 岁迎来人生第一次手术

我10岁的时候，得了一种奇怪的病——腮腺混合瘤。简单说，就是在耳朵下面长了个硬硬的瘤子。从那时起，我的生活就和"医院""手术""感染""化脓""复发"……这些熬人的词牢牢捆绑在一起。

相较于其他肿瘤，腮腺肿瘤是一种很怪异的存在。肿瘤的组成中，除了有腮腺组织，还有由腮腺组织蜕变出的软骨和黏液，肿瘤外面有一层薄膜，把这些形态各异的组织聚拢在一起。因为其组成结构比较复杂，所以取名混合瘤。

绝大多数腮腺混合瘤是良性的，但因为成分复杂，也有恶性潜质，是一种介于良性和恶性之间的肿瘤，就像一头露出青面獠牙随时准备进犯的野兽。当时医生建议我父母尽快让我做手术切除。

我依稀记得，自己是被医生牵着小手，蹦蹦跳跳走进手术室的。

其实，我当时心里也挺害怕的，做手术对我来说，是个陌生又恐惧的事，但还掺杂一点莫名的兴奋感。对于所有我没尝试过的事情，我都会有些兴奋。更小的时候，我想试试被鸡啄一下是什么感觉，就真的怀着紧张、兴奋的心情，把手送到公鸡尖尖的喙下面。

医生牵着我通过手术室厚厚的金属门，然后，金属门重重地合上，把我和家人分开，刚从电梯走出来的妈妈见状，倏然晕倒在电梯门口。这么娇小的孩子要迎接"刀光剑影"的手术，妈妈心疼得厉害。

家人开始都以为，做完这次手术，我就彻底好了，和他们身边无数健壮、快乐的孩子一样，在健康王国里自由生活。

我在手术全过程保持清醒

可是没过两年，大约是我上初二的时候，在我耳后的同一个位置，又生出个硬硬的瘤子，还是腮腺混合瘤。检查、手术切除、伤口愈合，又要重新来一遭。不同的是，这次手术在另一个城市——佳木斯做的，且手术是在半麻状态下进行的，我要无比清醒地体验手术中的切、割、缝……手术室很冷，手术灯在头上方照着，我瑟缩在充满消毒水味道的手术单下，任凭医生摆弄我的脑袋，寻找最佳的手术体位。

为了最大限度地暴露出耳后的手术部位，医生把我的头高高垫起，让后颈充分拱起。这个姿势却让我更加难受，脖子僵硬，头部不自然地往前拱着。

为了配合好医生，我暗暗给自己打气，刘胡兰 13 岁就上了刑场，她连敌人的刺刀都不怕，我做个手术，怕什么呢。

整个手术过程，我都在紧张、不安和刘胡兰式的"深明大义"中度过，我感觉到手术刀轻轻划开我耳后的皮肤，不疼，但很恐怖。手术刀经过的地方，血汩汩流出，医生要在一片血肉模糊中，找到分割瘤子的边界，把瘤子一点一点割下来。

这次手术也让我体会到，疼痛对人来说，也是一种保护，有了痛觉，你才会感受到伤害，主动避开伤害。

从这次手术之后，我内心就对医院有了一种莫名的排斥感。

比手术的伤害更可怕的，是术后并发症

伤口在术后久久不能愈合，不管吃什么、喝什么，都有脓水沿着耳后的伤口往外流，耳后常年都是红肿、潮湿的，还散发着难闻的气味。这让处于少女时期的我，在人群中，难堪无比。

事后多年，在我成年以后，也还一直不敢接近心仪的异性，生怕他们靠近我，便洞悉我深藏多年的秘密，看到我永远愈合不上的伤口，闻到伤口散发出的异味，不自觉地对我产生嫌恶……这比一直保持单身，更令人窒息。

这些年，我和家人也不是没想办法治过。记得手术后没多久，我妈不知道在哪儿打听到一个"中医"，说可以用针灸治好我的伤口。我们将信将疑地在一个住宅区偏僻的角落，找到这位"中医"的诊所，诊所面积不大，和一个牙科诊所混着用，连护士也是和牙科诊所混着用的。

一位 40 多岁的男医生，举起手指粗的针管，深深地扎进我耳

后，带来锥心的疼痛。他说药会进到我的穴位里，发挥比普通针灸更强大的作用。

回去以后，扎针的部位疼了两个多星期，但流脓的伤口却没有丝毫改善。

还有一次，我妈找了一个偏方，说专门治我这种问题，她连哄带骗地让我服下药，这次更惨，不仅没有效果，用完药后，脸肿得像猪头，可把妈妈吓坏了。

我和妈妈抱着最后一线希望，去了北京，见到专门处理这种手术并发症的专家，看着我们无比渴求的眼神，专家和我们交代，说手术治疗难免碰到面神经，引起面神经麻痹（俗称面瘫），问我们能不能接受。

我赶紧上网搜了一下面瘫，大致了解到——面瘫的脸有可能完全不能动，没有皱纹，眼睛无法闭合，只能手动帮助开合，嘴是歪斜的，影响张口、咀嚼。

那年我才 20 出头，这个手术的后果，让爱美又年轻的我实在无法接受。

并发症没治好，还面瘫了

又过了两年，一直流脓的伤口实在让我难以忍受，除了持续的肉体痛苦、生活的不便外，它还让我的人际关系越来越糟。我总感觉同事看我时，不经意的眼神里，藏着疏远和异样，连客户看我，也是关切中带有明显的距离感。

带着一丝侥幸心理，我又去北京找那个专家，想尽快进行手术治疗。

手术前，医生一大早来病区查房，他知道我当天要做手术，格外仔细地看了我的病案，看完之后，又看了一眼笔直坐在床边的我，眼神有些摇摆，我马上预感到，手术可能会有问题。

从小到大，我的不良预感总是出奇的准，我预感要挂科的科目，从来没有侥幸考好过，我预感男朋友可能要跑，不出半个月，人就像从地球上蒸发了一样，无影无踪。

这次，我预感坏事的天赋又灵验了。手术后，医生站在我病床前，面露难色地告诉我，术中碰到了我的面神经，可能导致面瘫。

这对一个20几岁的女孩子是怎样致命的打击啊！但那时的我，已经不是个普通女孩了，而是在病房、手术室、治疗间摸爬滚打10多年的资深患者，坏消息对我来说已经成了家常便饭，我常常碰到的选择是，接受坏消息，还是更坏的消息。相较于一直流脓的伤口，面瘫的伤害级别还略低一些。

我对医生的态度也和小时候不一样了，即便他们在给我治疗时可能会让我感到痛苦，我也不再怨恨他们了。因为我知道，他们的本意不是伤害我，是要给我希望，把我治好。

可生活就是这样，事与愿违的情况总比顺心如意的多，一边常怀希望，一边坦然接受生活的不如意，才能在残酷的现实中一路前行。

后来有医生告诉我，我这种伤口修复手术难度很大，有的患者经历十几次手术，还不一定能恢复。

手术后，耳后的伤口并没有愈合，仍每天流着脓液，我只好暂留在北京，每天去北京大学口腔医院换药治疗。

给我换药的医生姓王，很年轻，看上去比我大不了几岁，但是性格很沉稳。明知我的伤口怎么换药也好不了，他仍旧每天小心翼翼地为我揭开纱布，清理伤口，消毒，再换上新纱布，认真固定好。我都不知道"没有意义"的操作，他每天不厌其烦地重复着，就像呵护窗前那株枯黄的文竹。他用行动告诉我，不管结果如何，他都会尽最大努力，而且，只要我坚持，他就不会放弃。

一个更大的噩耗袭来

就在我留在北京换药治疗期间，一个更大的噩耗袭来。

北京大学人民医院的医生发现我的耳朵里长了一个瘤，经检验，判定为恶性瘤。

诊断结果一出来，我便把消息告诉替我换药的王医生。他是医生，不会像我的亲人一样被这个消息吓坏，我相信，此时此刻，他可以帮助我做出最理性的分析和决策。充分了解我的病情之后，王医生果断地为我推荐了北京大学第三医院的马芙蓉主任，认为她是最适合我的手术医生人选。

在北京耳鼻喉外科领域，马主任威望极高，但站在我面前的马主任，看着更像是位和蔼可亲的长辈，她金丝眼镜片后那双弯弯的大眼睛，满含关切和笑意，一触碰到她的目光，我就觉得放松了很多。

她用略带有磁性的悦耳声音对我说："孩子，我等你的检查报告出来，如果情况真的不好，我们马上住院。"马主任的只言片语，让我觉得无比踏实，她就像是我的亲人，在为我做最好的安排。

我的情况确实很不好，北京大学第三医院和人民医院的检查结果一样，我确实患癌了，这种癌的学名叫外耳道鳞癌。

确诊癌症之后，我懵了。不明白一个久不愈合的伤口为什么会演变为癌，抑或是，两者并没有相关性，只是我太倒霉了。

北京大学第三医院出诊断结果那天，我没把消息告诉任何人，只是把自己关在房间里，看《滚蛋吧！肿瘤君》。这部电影，我以前也看过，但那时只是当个热闹看，没什么特别的感觉。这次就不一样了，我和电影里的女主熊顿一样，虽然充满正能量，但也同样受到命运的暴击。电影开头，女主元气十足地介绍自己："我叫熊顿，狗熊的熊，牛顿的顿，再过一天我就29岁了。贝尔29岁发明了电话，村上春树29岁开始写小说，斯皮尔伯格29岁拍出了《大白鲨》，乔布斯29岁发布了苹果电脑……"

后面的剧情当然是，熊顿29岁被诊断患有非霍奇金淋巴瘤。而我，不到29岁，就被确诊患有我闻所未闻的外耳道鳞癌。我在房间里放声大哭，宣泄着内心的痛苦，愤怒于命运对我如此不公。

坏消息反而让人更平静

大哭一场之后，我心里竟然轻松了一大截，患癌已成事实，也只能接受和面对。奇怪的是，比起先前等待结果的煎熬，坏消息的降临竟让人更平静。人类对确定性的追求真是执着。

马主任找我谈检查结果，以及下一步治疗方案时，我已经不怎么难受了，但马主任似乎比我还难过，她的眼睛里有对患者真正的关爱。

我边笑边掉下几滴眼泪，还向马主任表态，一定会好好配合她的手术。

我让陪我看病的妈妈先回老家，接下来还有好几个检查，比较耗时，我自己完全可以应付。她留在这里，万一知道我的真实病情，可能接受不了，将更不利于我轻松面对治疗。

陪我拿检查报告的三姐怕我难过，试图安慰我，但又小心翼翼地生怕说错话，我搂过她瘦瘦的肩膀，很爽快地说："姐，这病没事，能治。"

我爸比我妈能扛事，手术还是要让他过来的。因为怕他承受不了这个突然的打击，我事先给我的两个叔叔打了电话，让他们告诉我爸，最好还能陪我爸一起来北京。

手术最大风险是成为植物人

手术比我想象的复杂得多，为了保证手术成功，马主任把整形外科医生和首都医科大学附属北京同仁医院的专家同行都请来给我会诊，手术也是他们几个人联合做，每人负责自己擅长的部分。

马主任把她们讨论过的两套手术方案说给我和爸爸听：第一套方案要从我的鼻子下面切开脸部皮肤，再把脸部皮肤掀起来，进行手术；第二套方案从耳朵后面掀起头部皮肤，进行手术。

马主任说得平静，爸爸却听得心惊肉跳，他没想到自己的女儿，居然要经历这样的磨难。他看着马主任，一句话都说不出来，只是默默地流眼泪，痛苦又无奈。冷静的马主任面对着我爸，也流下了眼泪，就好像她也是我的家人。

我站在两个无声哭泣的大人中间，有点不知所措。

让爸爸思考从哪里掀开我的皮肤，太过残酷，他在病房走廊来回徘徊，对他来说，那天就像世界末日。

马主任告诉我们，我这次手术，她把这个领域全国最好的专家都请来了，地利人和都有了，就看老天让不让我过这关了。

这次手术最大的风险，是我可能因左侧头部供血不足而成为植物人。但如果不做手术，失去了最佳手术时机，后果则是任由癌细胞从耳后侵蚀整个头部。

手术前几位主刀医生又开了个会，马主任说："要不还是放弃第一套方案吧，虽然手术视野暴露得好，但对孩子的面部影响太大了，孩子还挺漂亮的呢。"心软又有爱美之心的马主任实在不舍得把我的脸毁了。如果选择第一套方案，无论手术成功还是失败，一个女孩子的脸经过这样的重创，还能有勇气好好生活吗？

手术前，护士剃掉了我的长发。我的头发一直长得很好，发量很足，且油光发亮，是我身体里生命力最旺盛的部分。每次心情不好的时候，我对着镜子梳理一下头发，或者换个发型，试戴自己喜欢的头花，心情马上就晴朗起来。

剃光头发之后，我哀伤地看了看镜子里的我，心情很沮丧。不过，只难过了几秒钟，我就开始给自己打气：别害怕啊，这次你一定可以扛过去的！

第一次手术，移植到耳后的皮瓣没能成活

手术进行了整整 24 小时。就像之前分工的那样，马主任处理耳朵的部分，陈医生负责头颅，整形医生负责皮瓣植入。他们三个人就像一支训练有素的军队，精确分工，协同作战。因为我从耳后到脖子的皮瓣都被拿掉了，所以整形医生把我大腿上的皮瓣移植到颈部，可惜，移植上来的皮瓣没能成活。

手术后，我浑身插满管子，像只软管刺猬一样，被送进了重症医学病房（ICU）。后来才知道，我在术中严重缺钾，心跳随时可能骤停，才被送到 ICU。

躺在 ICU 窄窄的床上，除了大脑，身体任何部位都不受自己控制，不知道自己在哪儿，也不知道自己为什么动不了，头痛得要裂开，还口干舌燥，嗓子冒烟。

当时手、脚和头被什么东西固定住，无法动弹，想喊也喊不出来，使劲儿挣扎了一番，又昏昏睡过去了。

第二天醒来，周遭都是刺鼻的消毒水的味道，感觉房间温度有点低，我冷得打起了寒战，感觉自己离地狱又近了一步。

马主任来看我了。她裹着白色防护服，只露出一双深邃的大眼睛，用慈爱的目光看着我，一字一句地说："孩子，你特别好，都挺过去了。"马主任的笑容太治愈了，口罩后面上扬的嘴角在脸上形成一道好看的弧线，把我的不安、焦虑，统统扫去。在这里的日子，我是多么依赖这笑容散发出的力量啊。

不过，马主任也带来一个坏消息，从我腿部移植到耳后的皮瓣并没有成活。这个消息让我一下懵了，从耳后到脖子的皮瓣已经全都拿掉了，面积还不小，新的皮瓣又没有成活，那我以后怎么办呢？

受了这么多年罪，我都忍着，可这一刻，我突然不想再扛了，我觉得自己好不了了。能活到 30 岁，我已经心满意足了，以后，我不想再那么辛苦，不想再努力了，我想要放弃。

我给爸妈留下了一张字条，上面只有歪歪扭扭一行字，作为我的临别遗言。

其实我也没什么可交代的，没有我的生活，他们早晚都得接受。我嘱咐他们，今后要照顾好妹妹，让妹妹替代我，成为他们的晚年依靠和精神支柱。

妈妈不愿放弃我，她托 ICU 护士带话给我，让我一定坚持下去，她说，家里所有血型适合我的人，都来给我献血了，大家都想让我活下去。

这话让我一下热血沸腾，突然有了求生欲，我要活下去，只有活着，才能和爱我的家人们在一起。爷爷、奶奶，你们别带我走了，我要留在爸妈身边。

从那一刻起，我努力让自己清醒，不敢闭上眼睛睡觉，生怕一闭眼，就再也醒不过来了。

第二次手术，塞翁失马，焉知非福

没过多久，马主任的团队又给我做了第二次手术。还是马主任处理耳后部位，陈医生负责头颅部分，整形科医生这次从我的肩部取皮瓣，再次往耳后植入。

马主任后来告诉我，幸亏第一次皮瓣没成活又进行了第二次手术，她才有机会把第一次手术没清理掉的癌细胞做了彻底的清除。坏事就这样变成了好事。

第二次手术，马主任把全科室能找到的缝针线都用完了，我就像一个支离破碎的娃娃，靠马主任她们一针一线把我缝补完整。原先，我也是个很白净的女孩，现在，我的身上全是瘢痕。看着这瘢痕累累的身体，我忍不住想，这样的身体，今后还会收获爱情吗？

第二次手术后，我又被送到了 ICU，再次被固定住手脚，插上鼻管、胃管、导尿管……

再一次陷入生死未卜的境地。

不知道是不是药物的作用，一天中的绝大部分时间我都在昏睡，不知晨昏，也不知道在 ICU 里浑浑噩噩躺了多少天。只有马主任来看我时，我才知道，此刻 ICU 外面的天刚亮起来。马主任每天上班第一件事，就是来 ICU 看我，她会在我耳边柔声细语："孩子，放心，我一定把你救回来。"听到这句话，我才敢安心熟睡。

不过，即便睡着了，我心里希望的小火苗依旧清晰——我一定要活下去。

看着身边和我年龄相仿的护士小姐姐们，天天忙得团团转，几乎 24 小时在医院工作、生活，好像她们只属于这里，这里才是她们的家。我突然意识到，她们是为了我们这些在生死线上挣扎的患者，才顾不上她们本该五彩斑斓的青春岁月，日日与我们为伴，像照顾婴儿一样，精心呵护着我们。

术后康复，"战斗"模式开启

这次，我在 ICU 只待了一周，就转到普通病房了。

医生要求我回普通病房后只能用在 ICU 时使用的姿势——直板躺，且一动不许动。这感觉有多难受，用脚趾头都能想得出来。

好在我是"天选患者"，只要一进医院，特别是一动大手术，我立刻把自己切换到"战斗"模式，把治病当作一场战役，只要对治病有好处的事，我雷打不动地执行。

术后康复期间，只要医生说什么食物有营养，即使它再难以下咽，我也大口往肚子里吞，以最饱满的状态配合治疗。

后期医生又为我安排了放疗，以消灭手术后可能残留的癌细胞。放疗一做，我的食欲变成了"食晕"，看到食物就发晕、想吐。即便如此，妈妈每天煮好的燕窝，我还是如壮士饮血一般，一仰脖就喝了。

在普通病房直板躺了一个多月，有一天，马主任来看我，宣布我"特赦"，可以尝试坐起来了。

后来听其他医生说，第二次手术的成功，马主任说得轻松，但却是她连续站立十五六个小时换来的。作为主刀医生，她一整天没法吃饭，只能偶尔喝点葡萄糖水润润喉咙，补充点能量。负责头颅部分的陈医生，则是在手术间隙蹲在手术室的一角，匆匆塞几口盒饭充饥。这和我想象中风度翩翩的大专家，在学术会议上挥斥方遒的样子，相去甚远。如果不是如此近距离接触，我永远想象不到，这份看似光鲜的职业背后所付出的种种辛苦。

出院后，重新"缝补"生活

人做完放疗，就像泄了气的皮球，没什么力气，还特别疲倦。但我还是强迫自己每天出去运动一会儿，希望能早点恢复体能。

从大学毕业到现在，工作忙忙碌碌，又要兼顾治病，一直没闲过。现在突然停下来什么都不做，感觉人的精神都要垮了，比在手术室生死未卜时还难熬。

于是，我坚持每天都出去走走，看街上车水马龙、人来人往，感受着人间烟火。置身于喧嚣繁华之中，我的心情也慢慢好起来，不再觉得自己是一个人在战斗。

为了恢复得更快一点，我找了个健身工作室，每周做3次器械训练，外加 2 次 5 千米跑，体能果然恢复得很快。

2021 年，我还去上海某知名医院，做了面瘫修复手术，8 次修复治疗下来，无功而返。

面瘫使我失去了面部肌肉的控制力，除了表情扭曲带来的颜值损失，还很容易在吃东西时咬到自己的腮肉和舌头，连眨眼睛、刷牙都会受到影响。更糟糕的是，很多人得了面瘫后，还会丧失工作和生活的动力，陷入抑郁。毕竟，经常性脸部抽搐、痉挛，总有人盯着你看，总有人问这问那，对人的自信心是致命的打击。

幸好，我的心态还不错，既然老天让疾病找上我了，那就接受它吧，还是要好好爱自己啊！

过分的关心让我害怕

当然，我也有自己的"小傲娇"。从小到大，我病了这么多年，大大小小手术做了十几次，我却从没和我的朋友提过，健康的人不可能感同身受，如果朋友过分关注我，反而会给我增添沉重的心理负担。

因为看病，我和北京大学口腔医院给我换药的王医生成了朋友。他和其他人不一样，他从不流露一点多余的关心，也没有把我当成"身残志坚"的癌症患者。只有在我被送进 ICU，手机联系不上我时，他才特别担心，到处托熟人打听我的情况，直到我平安回到普通病房。

妈妈也是很懂我的人。面对治疗的失败，她从不抱怨。问题出现了，就面对问题，解决问题，顶多想想下次如何防范，绝对没有多余的负面情绪。她永远充满正能量，永远看到我好的一面，她最喜欢说的话是，看我女儿多漂亮啊！做饭多好吃啊！

人经历癌症这样的大事，身边不能没有关心、照顾自己的人。但我发现，选对照顾自己的人，是度过这段难挨时光的关键。

疾病的痛苦、坏消息的打击……常常让患者一蹶不振、悲观落寞，这时，你身边最需要一个关心你，且情绪稳定的人。我三姐就是这个最合适的陪护人。我在北京做手术期间，正好她从老家辞职来北京，要在新城市寻找新的发展机遇。她说，她不想留在老家，过那种一眼能望到头的生活，那样的生活就像台复刻机一样，恋爱、结婚、生子、老去，重复上一辈人的人生"流水线"。

正好，借照顾我的机会，她打算来北京看看。她在我身边穿梭忙碌着，让我很安心，最难得的是，她一直把我当正常人看，一个暂时需要她照顾的正常人，我能自己做的事情，她都让我自己做。

这让我在经受多次面部重创后，仍能爱自己、相信自己，一直对生活抱有希望和信心。治疗让我失去了一只耳朵，我和妈妈计划着，等病情稳定些，我们就去做个耳朵再造手术，一点点修补被损毁的脸部，修补被疾病肆虐的生活。

虽然现在我脖子上全是纵横交错的瘢痕，但我越来越不在乎了。

爷爷奶奶走时不知道我病了

2021 年，我的爷爷、奶奶相继去世了，这份痛苦，远远超过两次大手术带给我的痛苦。我当时特别崩溃，整个人处于麻木状态，从没想过，他们有一天会真的离开。

那些日子，脑海里全是每次回老家和他们团聚的画面，他们总把积攒了大半年的好吃的都拿出来，笑眯眯地坐在一边看着我吃。有些食物，因为存放太久，都变质了，他们还不知道。

每次送我离开，他们都依依不舍，两位老人相互搀扶着，把我送很远，然后再站在原地目送我离开，直到完全看不见我，才相拥着蹒跚离去。

我总以为这样的画面会年复一年地出现，但他们的去世，让我体会到，相逢是短暂的，分别才是永久的。如今，他们从我的生活里彻底消失了，送别的场景如同一张洇湿的旧水墨画，烙在我心里。

所幸，他们走之前并不知道我的病情，否则，临走时心里也是一片阴霾。

最近我常想，每个人来世上一遭，存在的意义是不一样的，于我而言，能健健康康的，就是对家人最大的安慰和回报。生命的意义有时就是那么简单，好好活着，就是最大的幸福。

夏溟 医学点评

✎ 癌症的生物学行为特性是多变的

此患者从 10 岁开始，就因耳后生长的腮腺混合瘤，经历过多家医院十几次手术的治疗，以及经受各种术后并发症的困扰。其抗癌这数十年，不仅坚强地活了下来，而且充满自信，充满希望，她几乎把人抵御疾病的坚强意志发挥到了极致。从患者的抗癌经历中，我们能得到如下启示。

作为医生，治疗前充分了解肿瘤的生物学行为特点非常重要

不同肿瘤的生物学行为是不同的，有的肿瘤以局部复发为主，有的肿瘤局部浸润性生长，有的肿瘤容易发生远处转移。

患者 10 岁患腮腺混合瘤，能存活至今（2024 年，其接受我们采访时仍在积极与疾病抗争），与其肿瘤的恶性程度不是太高有很大关系。有的浸润性生长的肿瘤，能迅速侵入周围组织间隙、淋巴管、血管，浸润并破坏周围组织，这类肿瘤往往没有包膜或包膜不完整，与周围组织分界不明显。手术切除这种肿瘤时，为防止复发，切除范围应该比肉眼所见范围大，因为那些肉眼看不到肿瘤的部位，也可能有肿瘤细胞的浸润。像胰腺癌这类恶性程度极高的癌症，患者存活率极低，一般半年左右肿瘤就会危及患者的生命。而此患者所患的肿瘤，治愈的希望很大，不论是医生，还是患者本人及家属，永不放弃的精神是值得提倡的。

特殊部位的肿瘤，有时需要医生多学科联合"作战"

患者的肿瘤生长在耳后的腮腺，与面神经、颅骨及大脑密切相关，往往需要多学科会诊，联合作战，才能取得良好的结果。其手术治疗过程便充分展现了现代医学多学科合作的重要性。作为主治医生，不仅个人业务要专而精，同时也要能争取到其他学科专家的配合，马主任把多学科合作的模式发挥到极致，把各学科专家的个人能力变成团队合力，一起对付疑难杂症。一名医生不仅技术要精湛，还要有宽广谦虚的胸怀。

人的求生欲望与社会及家庭的关怀密切相关

马主任精湛的手术技术和治愈的笑容，其他医护人员的关心以及他们认真负责的态度，增强了患者战胜疾病的信心。家人永不言弃的决心和细心的照顾，也使患者感受到人间的温暖，有坚强活下来的希望，觉得健健康康活着就是对家人的最大安慰和回报，就是最大的幸福。

人都有强大的求生欲望，但是再顽强的生命，如果总是孤军奋战，没有亲人、朋友的关怀，没有社会的善意，处处遭受冷眼和歧视，会很难坚持治疗和生活。临床上曾看到很多病例，由于反复的疾病复发，巨大的人力、物力和财力消耗，放弃了治疗。

生命有时候也很脆弱，令人惋惜。我从医一辈子，患者自己放弃生命的病例也见过很多。但是本故事中的小姑娘令人佩服。

她从小患病，历经十几次手术，仍然心怀希望，对生活和社会充满善意，保持着爱美之心。这位小姑娘与疾病抗争的故事，值得广泛传播和赞美，相信能鼓励更多的人勇敢、乐观地面对癌症。

适度的关心，让患者感到轻松

文章中，患者提到，她不喜欢身边的亲戚、朋友过度关心自己，不愿意别人把自己当患者看待。

其实很多癌症患者都有这样的苦恼，有时亲朋好友的探访和过分关注，给他们增加了不小的身心负担。比如，因做化疗而感到疲倦的患者，为了陪探访者说话，照顾他们，会感到更加疲惫。有的患者不想和人讨论自己的病情，其他人就不要主动提及，疾病是患者的私事，是个人隐私，即便患者主动提及，他人也不要深究，更不要给患者未经求证和"自以为对你好"的建议和看法。

过度的关心会给患者造成不必要的压力，更多的建议有时也会给患者带来困扰。陪伴患者时应尽量保持自然而然的状态，按照平时的方式互动，避免患者过度关注自己的疾病。家属要了解患者的心理需求，既要充分地、细致地关心患者，又不能给患者造成心理负担。

乳腺癌进犯到神经后，
我放下了对儿子的执念

———

营养、免疫力是一切治疗和恢复的基础

这则故事的主人公是石家庄一个"中产"家庭主妇，她对生活有着自己鲜明的追求，这种追求一度延伸到听障的儿子身上。她希望孩子能以学业上的优秀，弥补官能的残缺。这一执念直到她患上癌症，才渐渐放下。母亲是一个全能职业，只是在很久后，她们才会发现自己的有限性。

发现乳腺癌

最初发现自己的异常，源于儿子。

2017 年 4 月的一天，我刚结束单位在天津的工作，回到北京的家中。那天真是累极了，连续多日的高强度工作，把我的体力、耐心都消磨殆尽。

好不容易洗完澡，想好好放松一下，还没等穿上衣服，上高一的儿子就开始"哐哐"敲门，并从门缝里塞进一双充满脚汗味儿的足球袜。他在门口央求着：妈妈，帮我洗一下袜子吧！

平日，内裤、袜子他都是自己洗，今天这是怎么回事？我不情愿地把他递袜子的手臂往外推，他却毫不退缩，执拗地把臭袜子继续往门缝里塞，一边塞，一边哼哼唧唧央求我。

我虽不乐意，但熬不过他的软磨硬泡，又想到在外多日没有照顾儿子，就顺手把袜子从门缝里扯了进来。

于是，我还没等穿上衣服，就开始在盥洗台前边搓洗起来，想着尽快揉一把拿出去。儿子的足球袜很长，我搓洗的时候，手臂要抻得老远。就在我搓袜子抻手臂时，从盥洗台的镜子里，突然发现右侧乳房有一处凹陷。我一惊，赶紧停下手里的活，开始检查乳房。

奇怪，手臂在正常状态下，乳房什么异常都没有。我赶紧叫来老公，让他帮我检查，他看了半天之后，也是一脸茫然。

似乎，只有做刚才手臂抻远搓袜子的动作，才能看到乳房上的凹坑。

我去了附近的一家三甲医院，预约了胸部 B 超和乳腺钼靶，奇怪的是，无论我在检查室摆出什么姿势，就是无法找到那天看到的凹陷。好像它是故意要和我捉迷藏。检查结果也显示一切正常。

我不放心，又去了中国人民解放军总医院，找到他们的大外科主任，把我洗澡那天发生的事情告诉他。外科主任眉心紧蹙，麻利地戴上外科手套，用两个手指按压了一下出现过凹坑的位置，随即，他头也没抬，就转身回到桌前给我开住院单，让我准备接受手术。

外科主任似乎对我的情况很有把握，连 CT、磁共振成像都没让我做，就直接为我切开皮肤，取了病理组织做活检。活检结果是他预料之中的恶性肿瘤，没等走出检查室，我就被紧急转移到手术室，进行癌变部位的切除手术。

该告诉儿子我的病情吗？

事情来得太突然了！我一直以为自己身体很棒，没想到一夜间，我就成了危在旦夕的恶性肿瘤患者。我如同一个一直在坦途中行走，突然被推到悬崖边上的人。

然而，内心的慌乱没有持续太长时间。强大的理智让我停下对疾病的恐惧和焦虑，开始考虑起今后的生活安排。

我第一个想到的是儿子。

我的儿子是一个患有极重度耳聋的孩子，即便戴上最大功率的助听器，也只能听到微弱的声音。这些年能完成学业，靠的不仅仅是学校的教育，还有他强大的意志力和坚韧不拔的精神。当然，也有我这个坚定后援团数年如一日的支持。

那时孩子刚上高一，他是以全校总分第一的成绩，考取这所区重点高中的。如果不出意外，我们高考志愿是奔着国内数一数二的大学去的。孩子刚站到高考的起跑线上，我就得了癌症，孩子的学业和心理，能撑得住吗？

回想十多年前，经历孩子耳聋的打击，以及这些年养育听障孩子的坎坎坷坷，我的心脏也在生活的历练中变得格外强大。一般人知道自己患癌，都会经历或短或长的意志消沉期，对周围的人和事漠不关心。而我，好像只慌乱了几分钟，就镇定下来。

孩子爸爸还在一旁失声痛哭着。我已经拿起手机给孩子的班主任老师拨通电话，告诉老师发生的事，希望老师能尽快安排孩子住校。孩子在学校如果遇到什么问题，可以跟孩子的爸爸、叔叔或者大姨联系，联系我可能就联系不上了。

当然，这些事，我都是瞒着儿子悄悄进行的。

事后看来，这也是整件事当中最大的败笔，我以为我可以瞒得住他，我以为他一定承受不了，但生活并不会按照我的安排进行。

开诚布公面对儿子

我的肿瘤患处切除手术进行得悄无声息，对儿子的说法是"去医院切除一个乳腺小结节"。但随后的化疗反应，就没那么容易隐瞒了。

记得第一次化疗后的第3天，我的头发就开始像秋天的树叶，晃晃悠悠地往下落，原先浓密硬直的黑发稍微用点力一捵，就扑簌簌往下掉。

生病以来，我的眼泪第一次不由自主地滑落下来。我害怕看见头发一把把逐渐掉光，如同钝刀子割肉一般，于是，趁儿子周末回家，我找儿子商量："儿子，你看演员宁静剃光头多漂亮啊，妈妈也想剃个光头时髦一下。"

儿子没有丝毫的诧异，反而显得兴致勃勃："妈妈，我从小到大从来没剃过光头，我也想试试呢。要不，我陪你剃一个？"

我剃完头以后回家，他对着我圆圆的脑袋，摸了摸，有点羡慕的样子，对我说："妈妈，女人剃光头可比男人漂亮多了，你现在可比宁静漂亮呢！"

他上学之后，我查看他用过的手机，从他的浏览记录上，我发现，他曾在手机网页上搜索过"掉头发是患什么癌？""得什么病要做化疗？""手术后化疗一定是癌吗？"……

看到这些字眼，我心里难过极了，比起我确诊乳腺癌这件事，让儿子知道我得癌，又为我这么揪心，给我的打击更沉重。

因为他自小耳聋，一直以来，我不仅是他的妈妈，也是他的耳朵，我除了教会他听和说，还要每天监测他的助听器是否正常、残余听力是否下降，以及他戴上助听器后每天的听能状态，并把他所有听不清的内容"翻译"给他听……作为孩子最重要的依靠，当他知道妈妈要靠不住了，该是怎样的恐慌和无助呢。

我很后悔，不该对他隐瞒自己的真实病情，让他失去安全感的同时，还要承受巨大的不确定性的折磨。

或许，他并不是我想象的那般脆弱，因为耳聋，他自小承受的白眼和失落，比一般孩子多多了，他的心理承受力，肯定也比普通孩子更强。所以，我去剃光头，他才能装成一点儿不知情般陪着我演戏，如果不是他后来和我提起这些，差点就骗过了我这个自以为最了解他的人。

于是，我和老公商量，还是开诚布公地把病情告诉儿子，只要我们一天不把事情讲透、讲清楚，他就会每日生活在猜疑和恐惧中。

妈妈要争取活着回来

孩子再一次回家时，我们全家人第一次正式坐在一起，讨论我生病后的事。

看着热泪盈眶的儿子，我不能再掉眼泪了。我尽可能地像谈论一件稀松平常的家事一样，做好我治疗期的安排。虽然我的病情，孩子早已猜到一二，但当我郑重地向他宣布时，他还是没忍住，崩溃地大哭起来，声音就像一只小狼的嚎叫。

我告诉儿子："我的病虽然比较严重，但好在发现比较早，是有很大治愈希望的。在这半年治疗期内，我们全家每个人都要尽可能不受这件事的影响，每个人都要努力奋斗，做好自己分内的事情。爸爸要干好自己的工作，该出差出差，该加班加班，不必为我分心，我可以让你大姨和保姆照顾我。你呢，要把书读好，如果能住学校，就尽量不要回家，毕竟你回家我也顾不了你，反而还要忧心你。我知道你担心妈妈，但你能为妈妈做的最重要的事，就是把书念好，别让我在这件事上为你有一丝操心。"

我们约好，半年之后，爸爸工作要有好业绩，儿子学习要有好成绩，妈妈能把病治好。

这个约定似乎让儿子看到了希望，他使劲拭去眼泪，一副小男子汉坚强、懂事的样子，眼神里也没有那么多彷徨和畏惧了。

但当时的我，对自己病情的态度并不如自己说的那么乐观。医学常识匮乏的我以为，只要病名里带一个"癌"字，便不久于世，长则几年，短则数月。我告诉儿子，我要争取半年把病治好，其实心里想的是，妈妈要争取半年后活着回家。

我没有告诉孩子的是，如果这次能活着回来，我要尽可能延长生命，争取在一年内教会他做饭及其他基本的家务，还要再给他做做思想工作，万一哪天我突然离开，他也有个心理准备，不至于太伤心难过。

到时候我还要告诉儿子："对于爸爸，你要能接受他会有新的家庭、新的生活。这不是说他不爱妈妈了，更不代表他不爱你了。无论何时，爸爸永远都会爱你，照顾你，不会让你的生活有任何不好的改变。"

编写"家庭档案"

正式治疗前，我还做了一件"大事"——给老公和儿子做了一份"家庭档案"，把这些年我在家里操持的大事、小事全都做成档案，打上标签，让他们知道，开暖气的阀门在哪里，交水电费用哪张银行卡，换助听器耳膜打哪个电话，去医院看病找哪个医生……并在相应位置贴上标签。

我能想到的所有生活细节，都被我编到"家庭档案"中，其中最主要的就是关于儿子的安排。我在卡里留了 30 万，留给孩子将来做人工耳蜗用。孩子的助听器多久要更换，去哪里更换，用什么品牌合适，这些我也都详加注释。唯一没有考虑的，只剩下我自己了。

事情过后，我回想那段时间，我对自己太残酷了，那种把自己置之度外的理性，并不正常。

从前，我也是一个爱掉眼泪、多愁善感的女人。自从孩子失聪，我大哭了几场之后，一生的眼泪似乎都消耗殆尽。在自己生病之后，最难挨的日子里，我也很少为自己哭。

去做乳腺切除手术时，我一个人收拾几件简单的行李，拎起包就住进了病房。护士问我，"家属呢？"我轻描淡写地说："过两天做手术时来。"护士小心发问："别人都是哭着来的，你好像无所谓的样子。""人得病，哭两声就能好吗？"我"怼"了回去。那一刻，我坚强得有些不近人情。

我住院前埋头替他们安排一切，花好几天时间编写"家庭档案"，大概是因为我潜意识里认为，自己可能过不了这一关了。那么，最好的结果就是我的离开不会打乱他们的生活节奏，他们还可以按照他们的梦想和目标该怎么生活就怎么生活。只是，我不能再为他们做什么了。

忍受化疗"酷刑"

安排好身后的一切，我终于可以心无旁骛地对抗疾病了。

早知道化疗痛苦，但化疗之战真的到来时，我还是被打得溃不成军。

每次化疗前的两个鸡腿，对普通人来说是美味，对化疗患者来说，是"酷刑"的开端。

让大多数化疗患者看一眼就想吐的油腻腻的鸡腿，我定住神，几分钟就将其消灭干净。没有营养，我拿什么对抗凶险的癌细胞！

化疗中让人反应最大的药，俗称"红药水"，只是提到它的名字，就能让化疗患者闻风丧胆。有一次，护士推着"红药水"走进病房，准备给我输液，同病房一个50多岁的大姐，正坐在病床上吃早饭，抬眼看到"红药水"逼近，吓得一头钻进被子，在里面狂呕起来。护士赶紧找出一个黑色塑料袋，罩在红药水外面，免得再刺激到其他患者。

我眼睁睁地看着"红药水"一滴一滴进入我的血液，等待着身体里又一场狂风暴雨的来临。大约30分钟后，我的嘴里充满了刺鼻的金属味，嘴唇变得麻木、僵硬，脑袋昏昏沉沉的，意识也不太清醒了，唯一的感觉，就是心里面似乎有无数只小蚂蚁在抓挠。我想起谍战剧里对犯人上酷刑，有一招就是输液，看上去并不血腥，但犯人输液后的惨状丝毫不亚于被严刑拷打。

此刻，我唯一能做的，就是在手里紧紧攥上个梨，眼睛只盯着那个被捏出了汁水的梨，其他什么都不想，只要把那最难受的几个小时熬过去，熬到晚上8点，痛苦就会像潮水一样，慢慢退去。

活下去的希望就靠吃

很多人化疗吃不下饭，再加上治疗对正常细胞的摧残，大部分化疗患者都形容枯槁，如同风中残烛。我不知哪来的意志力，强迫自己使劲儿吃，有时一边化疗一边吃，整个化疗阶段，我只漏过一顿饭。

当时我血液里的白细胞值很低，我大姐把她打听到的所有能升白细胞的食物，全都找来，精心烹饪好，放到我的桌前，什么五红汤、牛尾汤、鹅蛋清、黄鳝、蚕蛹……都是些我平时闻都不想闻的东西。

在化疗期，这些食物散发的腥味，更让我的胃液如滔滔江水，翻涌不止。

没办法，还是得把它们都吃下去。除了治疗，我活下去的希望就靠吃了。

最好的化疗药，也不能一下把癌细胞清除干净。第一次化疗，打掉了大约 5% 的癌细胞，第二次，又打掉一些……但再好的药物也替代不了自身的免疫力，最终还得依靠自身免疫力把癌细胞控制住。不吃，哪儿来的免疫力呢！

我的乳腺癌分型是内分泌型的，Ⅱ期，算是早期癌里偏晚期的。好消息是，淋巴结里并没有发现癌细胞，癌症分型也不是最凶险的三阴性乳腺癌，治愈的希望仍然存在。

我的化疗是 3 个星期一次，21 天为一个周期。在这 21 天的前 10 天，是我最受罪的日子，浑身上下说不出哪里难受，但日日都要忍受小蚂蚁咬心蚀骨般的痛，熬过这 10 天，后面 11 天的日子相对好过多了。不过，还没等到充分恢复，新一轮化疗又开始了，罪又要从头再受一遍。

半年多的化疗期结束，我仿佛从炼狱里逃出来。

儿子梦见我不在了

这半年，让我格外惊喜的是，孩子没有让我操一点点心。他的成绩还在我化疗这半年间突飞猛进。高一期末考试的成绩超过700分，排年级前三、区前二十，比第四名高了30多分。作为双耳几乎全聋的孩子，要在一众"尖刀班"学子中拔得头筹，需要付出怎样的代价啊！想到这里，我不禁开始心疼儿子，想马上抱抱他。

再见到儿子，是2017年11月，虽然只是半年没见，却像过了很久，儿子变化很大，他稚气未脱的脸上，没有尖子生的志得意满，反倒是一脸愁苦。

我摩挲着他密密实实的头发，低声问他："你这些日子过得好吗？"他像小时候那样紧紧抱着我，把大脑袋埋在我的胸口："妈妈，你知道吗？我住在学校，经常夜里做噩梦，梦到你和爸爸都不在了，只有我一个人孤苦伶仃地活着……梦醒后我就躲在被窝里哭，我以为我已经长大了，可以独立了，但我独立地很痛苦，你生病后我才知道，我一直那么依赖你，你不管我，我的依靠就没了。"

"可是，你学得很好啊！你真的很厉害呢。"

"妈妈，你不知道，我在学习上已经把自己抻直了。"

"和我并列第二的同学，和我一样考700多，但人家是一边演话剧、参加学校合唱团活动、去外地参加围棋比赛，一边考那么多分。妈妈，我这么努力，就是不想让你难过，想让你高兴，早点把病治好。"

原来，孩子竟然把他的成绩和我的治疗捆绑到了一起，才给自己那么大的压力。

我和他郑重其事地说："妈妈好好地回来了，医生说妈妈治疗预后很好，可以回归正常生活和工作岗位了。"突然，他的眼睛亮了一下，异常激动地看着我，仿佛看到我涅槃重生了。

原以为我可以陪儿子一辈子

乳腺癌初期的治疗顺利完成了，除了切除了部分乳房，我似乎和常人无异，但我明显感觉到，死亡离自己更近了。

从这件事之后，我们全家可以把生死放在饭桌上谈，就像谈一件寻常的家事。在癌症的 5 年生存期内，复发和转移是随时会笼罩在我们家庭里的浓重阴影，我不得不做好准备，随时面临癌症复发的"眷顾"。

原先我以为能陪儿子一辈子，他的事情都是我一手操持，他只要搞好学习就行了。现在不一样了：第一，要让他做好我随时可能离开的准备；第二，他得学着规划、操持自己的生活，而不能只是埋头读书了。

在他心情好的时候，我委婉地告诉他，妈妈希望能尽可能长久地陪伴他，但他也得在生活上尽快独立起来。他听懂了我的意思，不过脸上没有任何波澜。

没过多久，他就学会了做饭、套被套、收拾房间这些他平日碰都没碰过的事情，而且还做得井井有条。因为我刚开始恢复工作，单位离家又很远，孩子爸爸工作特别忙，经常出差，于是，每天做早饭、午饭和洗碗、收拾厨房就成了他的任务，他甚至都不用人催促，每天到点就麻利地完成这些事，看着他在厨房忙碌的背影，我突然发现，这些日子，他一下长大了。

　　哪天我睡得稍微晚一点，他会径直走到我房间，用有些严厉的语气提醒我该睡觉了。收到他的提醒，我会老老实实回到床上，不让他再为我操心。

　　之后我又做了 2 次手术，切除了子宫和卵巢，手术后很长时间我不能自由行动，老公太忙了，基本每天都是儿子抱我起床，安排我如厕、洗漱、吃饭。我化疗后体重没有减轻，他抱着我也很吃力，但他每次都像捧着瓷器一般，小心翼翼，生怕不小心弄疼我。靠在儿子稚嫩的臂膀里，我的幸福感难以形容，一直以为我是孩子的靠山，真没想到会有需要依赖他的一天。

夏溟 医学点评

健康的自我诊断很重要

自己是最早发现疾病的医生

这名患者在给儿子洗袜子时，从对面的镜子中，发现乳房有个凹陷，感觉不正常而去医院就诊，发现乳腺癌，获得了及时的诊治。由此我想告诉大家，健康的自我诊断尤为重要。我根据从医多年的经验，总结了一个健康自我诊断标准"4+1"，即体温正常、食欲好、大小便通畅、呼吸通畅、睡眠习惯没改变。这几个"指标"如果正常，说明大体上是健康的，没有大病，如果有异常的表现，也就提示可能有问题了。那么病在哪里？

一般来说，健康人处于无我状态，也就是说不会对自己身体某个部位的存在有特别的感觉，这个部位一般没有病。如果感觉到身体某个部位有异常或存在了，往往病变部位就在此。比如，我们正常吃饭喝水时，不会感受到哽咽感或胃区不适，如果有这样的感觉存在了，有可能存在食管疾病或胃部疾病。

参考我提出的健康自我诊断标准对照检查，不仅对自己，而且对周围的亲朋好友也能起到一定的健康提醒作用。平时要善于体会和发现自己身体有无异常的改变，这对基本的早期诊断非常有意义！如果等出现明显的症状，感到身体某个部位非常不适了，病情多是已进入比较严重阶段。

做一个理智和坚强的癌症患者

该患者突然发现自己患了癌症时，和多数人的心理一样，非常惊讶、恐惧和担忧。我从事临床工作近 40 年了，确实也看到不少患癌的人，第一次听到这种不幸的消息时，恐惧万分、不知所措、迷茫、瘫倒在地或失声痛哭，更为严重的患者甚至因极度恐惧而自杀。

我亲身诊治的一名年轻患者，知名大学研究生，25 岁，体检发现右肾有一个不足 3 cm 的肿瘤，这种小的肿瘤一般可以在微创腹腔镜下行保肾手术，但由于患者极度恐惧，在互联网上看到说肿瘤和手术会影响肾功能、性功能，结果心理崩溃，产生了轻生的念头，最后自杀身亡。

和他相反的一个患者，确诊肝癌时已经失去手术机会了，一般来说预期寿命不会超过半年，当时他才 36 岁，但他心态极好，好像没当回事，战略上藐视，战术上重视。回家康养的过程中，他积极完成自己没完成的工作，平时经常锻炼，不恐惧，不压抑。妻子也积极鼓励他，帮助他采用中西医结合治疗方法。现在已经快 30 年过去了，前不久，他夫人邀请我去他家做客，看到他仍然健康活着，我感到非常高兴，随后我认真看了他这么多年来复查的 CT 片子，原本无法手术治疗的肿瘤全不见了！

癌症其实没那么可怕，我们应该和癌症做朋友，与癌共存。即使是恶性肿瘤，也分早、中、晚期，早期肿瘤患者的疗效很好，而且随着医学科学的不断进步，很多晚期癌症患者也能获得很好的疗效，并不是影响患者生命长度和宽度的唯一因素。很多癌症患者最后并非完全死于癌症，如宋美龄女士身患多种癌症，还活到106岁。肿瘤与长寿也不一定有直接关系。发生肿瘤后，保持良好的心态，对身体免疫力的恢复有很好的调节作用，增强自身免疫力，可以压制肿瘤生长和扩散转移。

冷静和理智产生智慧，这位妈妈虽然身患癌症，但把孩子的教育和家庭事务安排得井井有条，使得孩子在逆境中成长，母子之情给自己带来快乐，也给儿子带来安慰。

营养对于肿瘤患者来说是一切治疗和恢复的基础

文中的乳腺癌患者一直强调吃好很重要，值得肯定！吃得好是人体获得各种营养的基础，也是抗癌的基本保障。多次手术的打击，多次化疗对身体的毒副作用会造成患者严重的食欲减退、营养缺乏、免疫力降低。现代外科学强调不仅要提高手术技术以减少创伤，还要合理提高患者的术后营养，因此，很多医院都成立了营养科。

很多患者能克服化疗带来的种种痛苦，都得益于坚持吃好喝好。因为他们知道足够的营养对恢复手术和化疗给人体造成的损失是非常重要的，是基础。

一般来说，在肿瘤的综合治疗过程中，患者食欲多会减退，首先我们医生要对其营养状况做科学的评估，除了鼓励患者吃自己喜欢的食物外，还可以给予营养药物，如含蛋白质、脂肪、各种氨基酸、维生素及微量元素等药物。其目的就是提高患者的免疫力，增强抗肿瘤的自身能力。那么，肿瘤患者具体吃什么好？

　　好多患者及家属说不能吃鸡肉、鹅肉、牛肉等，但临床认为，一切含蛋白质的动植物食品都是可以的，只要患者想吃都可以吃。水果、蔬菜里含有丰富的维生素和微量元素，患者也可以摄入。因此，对于肿瘤患者的饮食和营养，有科学合理的中西医专家指导是非常必要的，不要盲目听信一些民间偏方和说法。

肾肿瘤复发,手术遭遇肺动脉栓塞,我一下被推到死亡边缘

————

手术是一把双刃剑,科学动刀

记得体检前的那天晚上，我突然出现莫名的烦躁，连对我 7 岁的女儿都不想多看一眼，心里只有一种不祥的念头——自己可能要摊上大事儿了。

我和老公都知道，我这不祥的预感来自哪儿。

从骄傲的职场丽人到中晚期肿瘤患者

一年多以前，我因为左肾有肿瘤，在北京世纪坛医院由泌尿外科主任夏溟医生主刀做了肾肿瘤切除手术。医生说，那是一个良性肿瘤，不碍事，切了就好了。

手术后，我和老公都觉得如释重负，一度慌乱的生活又回归正轨。可怕的肿瘤像颗流星，倏地一下划过我们的生活，仿佛从没出现过。

之后，因工作繁忙，我们也没有按照医生的要求定期回医院复查，谁也没把那个被清除掉的瘤子当回事儿。

手术 2 年后，我参加单位组织的体检的前夜，突然感到莫名的烦躁，我想起了这颗曾经硕大的肿瘤。当时一刻都等不了，心想：不行，我得赶紧去复查一下，明天就复查。

去医院复查那天，还没用上检查设备，医生单用手摸，就大惊失色了，他说从没见过良性肿瘤切除后，还能再长起来，而且长得那么快、那么大，CT 和磁共振成像显示，肿瘤足足有 10 cm。凭经验，他觉得这次肿瘤很可能是恶性，需要马上手术治疗。

　　我懵住了。就像一名刚侥幸逃脱的犯人又被送回牢狱。以后会怎么样，我不敢去想。

　　医院真是个残酷的地方，一小时前，我还是个幸福的妈妈、心满意足的妻子、骄傲的职场女性，短短一个小时后，我就成了中晚期癌症患者，命悬一线。

　　晚上，我躺在老公怀里大哭一场，心里害怕极了。

　　这也是我第一次在老公面前，如此放肆地暴露我的虚弱、胆怯。虽然我们相识近 20 年，但在他面前，我从没彻底放松过。我总觉得，亲密关系不能太亲密，要想让亲密关系持续保鲜，双方保留一点神秘感是很有必要的。这些年，我既不敢过分对他袒露内心，也不会在他面前肆无忌惮地暴露身体。

　　但这一次，我躺在他臂弯里，彻底"破防"，对疾病的担忧就像影子，是没法藏匿的。

　　老公安慰我说，这不是啥大事，做完手术再休息几天就好了。我明知道这只是宽慰人的话，但也愿相信，事情会往好的方向发展。

　　我打电话告诉父母，上次切下去的瘤子又长了，需要马上做手术，爸爸在电话那头沉默了几秒，突然用很开朗的语气对我说，肾肿瘤不可怕，不会有生命危险的，手术切了就没事了。我真不知道他的信心是打哪儿来的。

　　我给单位领导打电话请假，告诉他我的肿瘤又复发了，领导半晌没说出话："不会吧，你平时看着那么活蹦乱跳的，这又怎么回事啊？"

肺动脉栓塞，引起心搏骤停

手术当天早上，我早早起床，整理好头发，还化了点淡妆，抹了点润唇膏，迎接即将到来的肾肿瘤切除手术。主刀医生是我熟悉的夏滇医生，老公也在身边陪我，但我还是有一阵阵莫名的心慌，不祥之感就像突然飘来的乌云，挥之不去，越积越厚。我竟无法自控地哭起来。

果不其然，我摊上了大事儿。

医生还没来得及切除我肾上的巨大肿瘤，下腔静脉里的瘤栓，竟已悄无声息地钻到我的肺动脉，引起了大面积肺动脉栓塞，心搏骤停，死亡与我仅一线之隔。

当时，我的血压已经测不出来了，呼吸也停止了，心率只有31次/分。"气管插管，吸痰，接呼吸机，阿托品1 mg静脉注射，肾上腺素静脉注射，多巴胺泵入！急查血气分析！"麻醉科主任下达着一个接一个抢救医嘱，现场所有医护各司其职，上电子喉镜、协助插管、按压、配药、推注、抽血、打针……

除了在场的泌尿外科夏主任，肝胆外科主任、重症医学科主任、介入血管科医生都及时赶来参与到抢救我的过程中。在药物和设备的多重干预下，我的心率和血压逐渐恢复，但这只是过了心搏骤停、呼吸骤停的第一关，我的病情依旧凶险万分。

见我的血氧饱和度一直无法维持，重症医学科医生迅速启动了体外膜肺氧合（ECMO）进行抢救。暗红色的血液被快速从我身体里引出，经过人工氧合器，变成鲜红色。随着鲜红的血液汩汩流回身体，即将"溜走"的生命，似乎也被送回我体内。我的气促开始缓解，血氧饱和度、血压开始回升，泌尿外科夏医生赶紧趁机把膨大的肾肿瘤切掉。他的果敢行动，体现出一个一流外科医生行动迅捷、临危不乱，善于抓住一切治疗时机的职业操守。

不过，我依然没有脱离生命危险，手术后我被送到 ICU，继续监护。

最艰难的日子

我在 ICU 昏昏沉沉，躺了很多天。

起初，我不知道自己在哪儿，身边的医生、护士好像都换了，他们穿着我没见过的紫色制服，模样也和我记忆中的不一样。

我在 ICU 里做过一个梦，至今记忆犹新。梦里，我看到一片暗黄色的荒漠，空旷、荒芜、无边无际，好似来到了世界的尽头，荒漠的中央，躺着一位脸色煞白、双腮凹陷、身着淡蓝色条纹长衫的女人，她沉沉昏睡着，仿佛已经睡了很久。这时，跟跟跄跄走过来一位先生，在女人身旁俯下身，摩挲着女人枯黄的长发，一遍一遍地呼唤着她，直到女人缓缓睁开双眼……

梦中惊醒之后，我睁开双眼，周遭异常明亮，很多人在我附近走来走去，我听见有人说，快给她打一针。我被全身插满的管子束缚着，一动也不能动。

我问离我最近的一位护士："我在哪儿，你们都在干什么？"她的声音从面罩里钻出来："您在 ICU，我们天天都在抢救您呢。"

"那我每天不吃不喝，是怎么活下去的？"

护士指了指吊在我头上方的一根细管："放心吧，营养一点不会少的。"

在 ICU 的十来天里，我大部分时间都昏睡着，一直没有脱离生命危险。我所有的亲人闻讯后都第一时间赶到医院，在 ICU 外守护着我。

爸爸妈妈得知我在术中出现了肺栓塞，生命垂危，几近崩溃，从我住进 ICU 那天起，爸爸就开始持续高热、剧烈咳嗽，仿佛与我共患难。

我住院时，弟弟正在张家口筹备他的油画展，家里没人告诉他我的病情，他却在我手术当天，像获得了心电感应一般，突然间心烦意乱，什么事也做不下去。他给我妈拨通了电话，妈妈在电话那头没绷住，失声痛哭。弟弟立刻把他精心筹备很久的展览搁在一边，直奔北京，来到医院。

我在 ICU 住了一个月，老公在我身边不离不弃守了一个月，这一个月他连床边都没挨过。白天他坐在 ICU 外面的硬塑料椅子上等候我的消息；晚上，他在 ICU 病区一间堆放杂物的小屋里支一把折叠椅，和衣靠着休息。直到，ICU 内传来我正式脱离危险的消息。

老公说，治到底！

出了 ICU 我才知道，那个我待着感觉活受罪的地方，1 天的费用就要 1 万多，抢救我的 ECMO 设备开机需要五六万元，每天使用费另算。这对于普通工薪阶层的我们，是笔沉重的负担。

当医生向我老公提及抢救费用时，这个从没经历过生活大风大浪的男人，毫不犹豫地回复三个字——治到底。

更让我感动的是我婆婆，婆婆祖上是旗人，家道中落，但骨子里还有老北京人的"局气"，她说，如果我的治疗费不够，她就把王府井的祖宅卖了。

公公待我也是视如己出，在用昂贵的进口药还是医保能报销的国产药之间，他从来都坚持：用效果最好的！

我从没指望公婆把我当成亲女儿看待。如今，他们竟然对我倾囊相助，丝毫不吝惜他们极为有限的积蓄。

刚从 ICU 回普通病房，为了监测我的各项指标，医生在我身上夹满了各种仪器。我整日昏昏沉沉，全身疼痛，感觉身体里好多种力量在冲突着，噩梦也时常来侵扰。

我常常梦到自己置身于一个迷宫，迷宫似乎就在家附近，周围都是熟悉的场景，我却在迷宫里一遍遍绕行，走不出来，又急又躁。

每次从噩梦中醒来，都是一头冷汗，心跳得很快，嘴巴很苦。一旁陪护的老公，一看我的神情，就知道我又做噩梦了，他默默地拉开抽屉，取出一颗我最爱吃的话梅糖，轻轻剥开糖纸，小心翼翼地把一小粒圆润晶莹的糖放到我干涸的唇齿之间。瞬间，一股甜暖包围了我。

我问他："我在 ICU 的时候，你白天守着就行了，怎么晚上也不回去睡觉呢？"他眨着眼睛，轻轻地说："你在里面受苦，我不忍心自己舒服啊，再说，万一有事，医生也能第一时间找到我。"

他说，守在那里的那些日子，他最受不了的，就是看到头上蒙着白单子的人，躺在医院活动床上，被护士推出来，送去太平间。这样的场面，总让他恐惧又无助。

我抚摸着他疲倦、暗沉的脸，想着他这些天过的日子，以及精神上承受的折磨，心里一阵阵难过。以前，我认为爱情是需要吸引力维系的，也是最不牢靠的感情，时常患得患失。今天，我才体会到，老公不只是把我当成爱人，也是无法割舍的亲人。

刚回到普通病房时，医生只让我吃流食，流食没有味道，我就盯着老公的盘子，看他大口嚼着油条，香气四溢。我"哀求"他："给我吃点你的饭吧。"他严肃地拒绝了我，过一会儿，看着我还眼馋地死盯着他的食物，他心软了，给我捏了点他的油条渣，泡在我的米粥里，米粥就像突然有了灵魂，变得香甜可口起来。

我想吃苹果了，他就用银色的小勺挖一小块，递到我嘴里，让我嚼嚼再吐出来。西瓜汁、葡萄汁也是如法炮制，给我解馋。他还立下"豪言"，等我出院，庞各庄的西瓜来10个，给我接风。

我忍不住哇哇大哭起来，他对我太好了，付出太多了，多到我这辈子也回报不了。

他俯下身子，凑到我耳边，安慰我说："亲爱的，我知道你很难受，不过，最艰难的时刻已经过去了，以后会越来越好的。咱们一定要坚持下去，早点回家找女儿啊。"

一听到女儿，我又立刻热泪盈眶，在 ICU 动弹不得的时候，我不止一次想到我的女儿，我怕我再也见不到她了，再也吻不到她的额头，再也不能牵着她软软的小手送她去学校，也怕她再也见不到自己日思夜想的妈妈了。

ICU 创伤后遗症

ICU 就像一道鬼门关，每个从 ICU 活着出来的人，除了庆幸，还有伤痛。

　　ICU 的医生后来告诉我，所有经历过 ICU 治疗的患者及其家属，心理上都会有或深或浅的创伤。相比我自己，老公受到的创伤更严重，用他的话说，这事儿"后劲儿"很大。

　　我从 ICU 转到普通病房的那天，一向沉着冷静的老公，趴在我身上，哭得像个孩子，那种委屈和伤心，我从来没在他身上见过。他说，他从来没有过那样的无力感，除了等待、忍耐和祈祷，什么都做不了。这是他从出生起，第一次体会到，人生怎么这么难，只希望那一刻赶紧过去，一家人赶紧从噩梦中走出来。

　　后来我们出院回家，他的创伤应激反应依旧持续，只要他回到家没在第一时间见到我，就会一边紧张地在每个房间寻找，一边大声喊着我的名字，生怕我从此消失不见了。

　　我妈妈遭受到的创伤，一直持续到我病发的好几个月之后。

　　从我住进 ICU 那天起，她便夜不能寐，一直到我出院，她仍心有余悸，经常在夜里惊醒，不自觉地伸手要抓住些什么。母女连心，我无法想象我住在 ICU 时妈妈受着什么样的煎熬，度过了多少不眠之夜。

　　我同办公室的同事，在我住 ICU 的那些日子，对着我空空的工位，心里忐忑不安，虽然知道我不可能回复，但每天都给我发一条消息，和我说些单位的新鲜事儿，告诉我办公室外面的紫藤花都开了，隔壁新分来了研究生，食堂最近新添了好吃的酱肘子……我出 ICU 那天，她给我的信息中说："听说你出 ICU 了，我们都高兴坏了……"

终于见到我的女儿

　　出院那天，艳阳高照，我坐在轮椅上，老公推着我穿过医院的走廊和电梯间，周围是久违的人潮汹涌。巨大的落地玻璃窗外，红彤彤的山楂挂满枝头，挤挤挨挨，鲜艳欲滴。虽然我与周围的人并不相识，但仍感觉到亲切、开心，那是满满的人间烟火啊。

医院门口，盛夏给碧绿的树木投下浓荫，间或有鸟鸣穿梭其间，一片生机盎然。"能活着真好，即便一无所有，能多待在这个美丽尘世一天，也已足够。既然活过来了，那就要好好活，好好爱。"我暗暗告诉自己。

终于，我见到了日思夜想的女儿。

我的女儿还是那么漂亮、乖巧，眼睛眯眯的、弯弯的，穿着件紫色白花蓬蓬裙，在我家楼下的空地等我。她一见到我，就飞奔过来，然后一直紧紧拉住我的手，不愿松开，生怕妈妈会像她养的小鸟，扑棱着翅膀飞走了。

她神情兴奋地告诉我，我不在的这些日子里，发生了哪些新鲜事，得到了什么新玩具，家里新添了什么好吃的，小嘴激动地一刻也停不下来。

她把小脑袋靠在我的胸口，仰起小脸对我说："妈妈，妈妈，终于又能听到你的心跳了。"

为了欢迎我回家，她在桌上铺满了这些日子得到的宝贝——几个小玩偶，两个新玩具，一支 3D 打印笔。她像个小工程师一样，逐一给我介绍每个宝贝的功能。

我问她："这 20 多天没见到妈妈，你过得还好吗？"

女儿说："妈妈，不是 20 多天，是 37 天。"

我惊叹于这个数字的精确，问女儿："你怎么知道是 37 天？"

她昂着头，一脸真诚："是我自己每天看着日历，算出来的呀。"

我想起女儿刚出生那会儿，我对自己角色的转换还很不适应，甚至觉得家里人只关心孩子，不关心我了，连自由也少了很多，这一度让我陷入产后抑郁。

后来，还是女儿治愈了我。孩子那么柔软，那么香甜，美好得让人融化。渐渐地，我焦躁的心被轻轻抚平了。

这次我生病，错过了她新学期开学的日子，我人在医院，却无数次渴盼着，要能像以往一样，一起陪她去买新书包、新文具，陪她包书皮、贴姓名贴，该多开心呢。

一键回到从前，多好啊

是的，能一键回到以前，该是多么幸福啊。现在，我回忆起以往任何事，都是以这次生病、手术为时间轴，某事是在生病前，还是生病后呢……

以前我总觉得，今天的自己不能和昨天一样，人，永远要向更好的方向出发。生病后，我却想，还能不能回到从前啊，从前没生病的日子多好啊。

我不再希望自己要多么厉害，要超越自我，其实，能像正常人一样，没病没灾的，就已经很完美了。尤其是在 ICU 的日子，浑身疼痛，连翻身都做不到时，能活下来就是世上最厉害的事儿了。

在我生病之后，更好的工作、更好的房子、更好的孩子，突然都失去了原来的光环和意义。活着，像普通人一样，一家人好好在一起，成了我们全家最大的追求。

出院半年，去医院复查的日子到了。我不太敢去，害怕又抽中一个下下签。老公就请假陪我一起去。我们在这个经历生死考验的地方"重游",心里五味杂陈。在这里,我曾和死亡擦肩而过,老公专门带我去"游览"了ICU病区,就好像我从没来过这里,他指给我看:医生是在哪儿宣布我病危将被转入ICU的,又是在哪儿让家属签字的。然后,他又指给我看:哪个保安特别凶,老公夜里等我消息,想休息一下时,死活不让他打开仅有的折叠椅;哪个保安脾气很好,总是假装没看到他在病区借宿。

他说着说着,就激动起来,眼泪溢满了眼眶。我知道,那些日子,他是在用他的生命守护着我。

夏溟 医学点评

✒ 手术刀是一把双刃剑，外科医生动刀需谨慎！

此患者是我诊治的肾脏肿瘤患者，她的第一次手术是 2020 年，我还在北京世纪坛医院工作时给她做的。文中提到的是第二次手术，是我在北京大学国际医院给她做的。因我退休后继续在北京大学国际医院泌尿外科任职，患者对我又极其信任，所以她肿瘤复发时，又追随我来北京大学国际医院诊治。通过对其整个诊治过程的采访，加上我亲身经历其前后的诊疗过程，我作为一名外科医生在此谈谈自己的一点感受。

肿瘤的进展是复杂多变的

患者 2020 年 7 月体检发现，右肾上极有约 3 cm 的占位，B 超提示强回声，CT 也提示肿瘤富含脂质成分，CT 值为 −60 HU。临床诊断为右肾错构瘤，属于肾脏良性肿瘤。

很多人不了解错构瘤，错构瘤不是真性肿瘤，而是器官内正常组织的错误组合与排列，大部分错构瘤患者没有症状，甚至不会引起身体不适，临床上主要治疗手段为手术。

患者的第一次错构瘤切除手术，我采用腹腔镜下保留肾单位手术，手术完整切除瘤子，保留了右肾，术后病理也报告为肾错构瘤，术后恢复良好，如期顺利出院。

一个月后，患者恢复了正常工作，且没有任何不适。

再之后患者因工作繁忙，没有定期来医院复查。工作、生活一切正常，也没有任何不适。

但在单位组织体检的前一天，患者莫名的烦躁不安，突然想去医院复查一下，结果复查 CT 和磁共振成像显示右肾上极肿瘤复发，肿瘤最大直径约 10 cm，而且下腔静脉里还有瘤栓，瘤栓分级 Ⅱ 级，病情如此严重，患者仍没有任何不适。

当此患者带着悲伤的心情再次找到我时，我也很惊讶，甚至有点不可思议。一般来说，肾脏错构瘤恶变是很罕见的，我从医近 40 年，治疗过很多肾脏错构瘤患者，错构瘤恶变的情况还是第一次遇到。查阅医学文献，确实有类似的报道，但也属于罕见病例。由此表明，肾脏肿瘤的进展过程是复杂多变的，尤其对于年轻人。

一般来说，肿瘤患者越年轻，其肿瘤恶性程度越高，即使是良性肿瘤，也存在恶变的进展可能。比如，大肠腺瘤属于良性肿瘤，但随着时间的推移，有些可能慢慢发展为恶性肿瘤大肠癌。骨髓增生异常综合征的患者中，有 1/3 会转化成急性髓系白血病。所以，临床上，良性肿瘤患者也不能掉以轻心，密切观察随诊是必须的。

多学科协同，发挥集体的力量，使得患者化险为夷，最终康复出院

患者的第二次手术，是在北京大学国际医院完成的，由于患者是肿瘤复发加进展，术前被诊断为右肾肿瘤复发，并有恶性倾向，且伴下腔静脉瘤栓，属于泌尿外科四级手术。

　　由于肿瘤体积大，与肝脏和下腔静脉关系密切，手术风险极高，随时有术中大出血和瘤栓脱落引发肺栓塞的可能，危及患者生命。

　　出于医生的使命感和责任感，以及患者对我的信任，尽管手术风险极高，为了患者的健康和家庭幸福，我也愿意冒着极大的风险为此一搏。

　　术前我邀请肝胆外科、麻醉科、血管外科、重症医学科的医生进行 MDT，做术前诊断，对术中可能出现的困难和并发症仔细研究分析，设计预案，以防万一。术前 MDT 是现代临床医学发展的趋势，可以发挥医院团队的力量，把各学科的能力整合起来变成合力！确保患者的安全，争取最好的结果。

　　术中首先由肝脏外科专家将肝脏翻起，更好地显露下腔静脉，便于取瘤栓和缝合下腔静脉。当肝脏被翻起充分显露出下腔静脉后，我准备游离右肾及下腔静脉肿瘤，这时候，麻醉医生告急，说患者血氧饱和度维持不住了。血氧饱和度急剧下降，意味着随时会发生心搏骤停，危及患者生命。

　　此时，我决定立即停止手术操作，与麻醉科医生一起研究对策，我们共同确诊，患者正遭遇肺动脉栓塞，麻醉医生立即采用 ECMO 技术，把血氧饱和度和血压调整到稳定水平，我趁机与肝胆外科医生协同，迅速切除右肾肿瘤，并切开下腔静脉，取出瘤栓，然后火速缝合好下腔静脉。

　　这惊心动魄的场面真是让人终生难忘！虽然只有短短半小时，但需要外科医生能果断做出决策，并有良好的心理素质，还要有娴熟的团队技术配合。由此说明，团队的力量是无穷的。也告诫我们，MDT 的重要性。这次术中的一系列突发状况都在我们的预案当中，外科医生要像战士一样，决不能打无准备之仗。

外科医生动刀需谨慎

从患者的诊治全过程来看，手术确实是一把双刃剑，用不好不仅会危及患者的生命，还会牵连患者的家庭成员，导致父母失去女儿、老公失去爱妻、女儿失去母亲等。同时，手术失败对医生的心理也会产生极大的影响。可以说一刀不慎，后果不堪设想！

因此，我们临床医生要如张孝骞教授所言，临床工作应"如履薄冰，如临深渊"。我们的每一步诊疗计划和决策应慎之又慎，决不能粗心大意！

如何能做到呢？我认为有以下四点。

1. 术前要严格把握好手术的适应证和禁忌证，挥刀如切己腹。

2. 做好充分的术前准备和与家属之间的沟通交流。

3. 积极开展 MDT 讨论，不要崇尚个人英雄主义，不要单打独斗，要发挥团队的力量。

4. 术后要仔细观察患者的病情变化，加强围手术期管理。

这四点要落实到诊疗过程的每一个细节中，这不是喊口号，细节决定成败！

肿瘤手术后定期复诊怎么强调都不为过

患者在第一次错构瘤手术后，时隔两年才到医院复查，发现恶性肿瘤时，肿瘤已经长到了 10 cm，患者不仅肾脏部位被癌细胞侵蚀，连附近的血管里都有瘤栓形成。因此第二次手术处理起来非常棘手，手术中患者的生命安全受到了极大威胁。

所以，经过治疗的肿瘤患者，定期去医院复诊是绝对有必要的。复诊的重点主要有两个：一是监测是否有癌症局部区域性复发或转移性复发；二是进行二次癌症的筛检。所谓二次癌症，是化疗和手术造成后天性免疫缺损后，患者对癌症失去了抵抗力，从而促发的另一个新的原发性癌。

定期复诊的目的是及早发现、及早处理对患者健康有威胁的问题。因为只有及早介入，疾病治愈的可能才最大，如果延迟发现，则可能错失治愈的良机。

我和膀胱癌共生的 22 年

————

信任，给医生敢于冒险的勇气

我记得很清楚，查出膀胱癌那天是 2002 年阴历腊月二十九。

第一次发现尿里带血，我并没有重视，第二天继续出现血尿，我才觉得不对劲儿了。

在我的尿常规检查中，医生没用显微镜就看到了满视野的含有红细胞的尿液，专业名词叫肉眼血尿。按我当时的年龄，首先就要考虑是否是恶性肿瘤。

在北京协和医院膀胱镜室，给我做完检查的夏溟医生告诉我："你得住院了。不过，就要过春节了，春节后就马上来住院吧。"他的语气很平静，但我还是听出了一丝异样，不好的事情，医生是不会直接和患者说的。

果然，夏医生把我妻子单独叫到了办公室。

在回家路上，我和妻子都沉默着。空气也像凝固了一般，令人窒息。

我第一次无比清醒地意识到，属于自己的时间不多了。

得了绝症，单位催我办病退

拿到诊断报告那天，是 2002 年农历腊月二十九，按惯例，单位在这一天发奖金，这也是一年中最让人有获得感的日子。

催我去拿奖金的电话一个接一个，我听着却很烦。人生中第一次体会到了，什么是"有钱没命花"的滋味。

我的工作是化工工艺设计，我参与过的一种生产工艺中使用过苯，不知这对我患癌是否有影响。发病前，我工作太多，除本设计院工作外，还参加行业协会工作，又给丹麦一家酶制剂公司当顾问，还时不时地做一些兼职咨询工作……一到年底，收入还是不菲的。

结果春节刚过，得知我患癌后，我们设计院人事部就来电话，通知我办病退。这个打击对我来说，不亚于确诊癌症。本来单位是希望我延迟退休的，而且我们那个年代的人，把工作单位、职业身份看得比什么都重要。

我心烦意乱，来到家附近的公园，偶尔几只飞鸟在稀疏的树林里发出哀婉的叫声。我从来没感到这么孤独过。

我想起原来有个年轻的编辑朋友，和我有相似的遭遇。她不幸患晚期胃癌后，单位勉强发了几个月工资，就让她办病退。

她的胃癌，在我看来应算是工伤，多年的美食编辑工作，让她饮食极其没有规律，再加上工作太卖力，经常晨昏颠倒，还有残酷的公司制度，令她常年焦虑难安，才30多岁的年纪，就染上重病。她有个8岁的儿子，还不知道幸福童年即将戛然而止，成天无忧无虑的。

她对单位的辞退极其愤怒，因为当时她还在治疗中，组织关系的解除意味着单位给她上的职工医疗保险也将中止。这份让她把命都赔上的工作，竟然没等她离世，就要把她抛弃，她当时的难过和愤怒，我到今天才能够真正体会到。

病房里3个肾移植患者，只有他平安无事

年后，小儿子一家请我和妻子去吃比萨，这小子看上去挺镇定，仿佛我生病这事儿对他冲击不大，他一见到我就说："爸，告诉你一个好消息！"我在心里暗自计较起来：我命都要没了，还

能有什么好消息！

小儿子告诉我，他一个同学的爸爸也是膀胱癌，已经好几年了，现在治疗效果不错。

我不敢期望这种好事能在自己身上发生，过分期待奇迹，如果没实现，会是更沉重的打击。

没过几天，小儿子同学的父母就来我家，专门告诉我，他是怎么得病，怎么住院，怎么手术，怎么化疗的……那时我才知道，原来确诊癌症还不是终点，后面还有很多努力可以去做。

还有件事儿对我安慰挺大的。

我住的病房有个女患者，性格外向、开朗，在众多神色忧郁的患者当中，显得极其活跃。她喜欢去各个病房串门，也喜欢打听各个医生和患者的情况，没住几天，她就把泌尿科病房的情况掌握得一清二楚。

我住院第一天，她就主动跑过来问我的情况，言语里透着真诚和关切。

听说我的主治医生是泌尿科的夏溟医生，她高兴地双手一击掌，兴奋地说："太好了！"然后她压低嗓音，一脸神秘地冲着我耳语起来："你知道吗？最近病房里3个肾移植的患者，只有夏溟医生的患者平安无事呢，其他2个，都出问题了。"

得了这样的重病，主治医生就是我最大的精神寄托，听了女患者的话，我心里暗自庆幸，对自己的治疗也生出了几分希望和信心。

有人把泌尿科医生比喻成人体下水道修理工，那我的肿瘤位置可以理解为下水道S弯管的上方，"下水道修理工"想把手术设备伸进去都很困难，切除起来更不容易，弄不好很容易把输尿管打穿。

我的第一次手术难度有二：一是肿物较大 —— 约 2 cm × 2.5 cm，手术中容易出血；二是肿物所在位置不易手术——肿物在右输尿管口外约 2 mm 处（即输尿管和膀胱的连接处），如果手术时取站位，则肿物在前方，如果是卧位，则肿物在上方，无论哪个体位，手术医生都不好探测。

但总的来说，这次手术很成功，只是术后发生了一场意外。

术后没两天，我的导尿管还没拔除，在清洗下身时，我不慎压到了未愈合的伤口，当场就引起了膀胱大出血。血突突地往外涌，很快，衣服、床单都被鲜血浸透，没被床单吸入的鲜血，顺着床沿，流淌到地板上，在地板上汪起一大摊血。

我的膀胱里形成了大大小小的血块，堵住了膀胱和尿道口，排不出血和尿，感觉膀胱都快憋炸了，异常难受。

好在夏医生当时正好在病房附近，他紧急为我做了膀胱镜下的急诊手术，把膀胱里的血块用一种特殊仪器，一一吸取出来，很快带我脱离了险境。那一次大出血，也是我患癌以来，和死神离得最近的一次较量。

这次意外大出血，让我元气大伤，一直到出院，我都是虚弱不堪的，走一小段路都要歇上半天，脚如同踩在棉花上一样，身体似乎失去了大半筋骨。

一边化疗，一边照顾母亲，一边工作

手术做完，准备开始化疗的时候，上海的妹妹告诉我，母亲突发脑出血。原本害怕自己可能走在母亲前面，现在却可能随时失去母亲，我没怎么考虑，就决定立刻起身去上海。

　　可能大家奇怪，一个正在进行化疗的患者怎么可能去照顾另一个患者呢。

　　膀胱癌化疗不同于其他癌症化疗，采取的是膀胱灌注的方式。一般的化疗，都是往静脉注射化疗药品，这些药品不仅进入到患病部位，也会进到人体正常器官，引起化疗不良反应。但膀胱灌注化疗，只是把药从尿道注入膀胱，只有膀胱壁的毛细血管能吸收到药物，不会引起全身性的化疗反应。因此，患者受化疗不良反应的影响也相对小。

　　去上海前，夏溟医生为我联系好上海交通大学医学院附属新华医院泌尿科主任，让我去那里做化疗灌注。妹妹体谅我患癌，让我只在白天照顾母亲，她守夜班。

　　看着白发苍苍的母亲躺在病榻上，我心里难过极了，脑海里幻想过的无数次和母亲团聚的场景，都没有成真。得之不易的相聚，竟然是在医院，且我俩都身患重病。母亲一生热爱美食，看到什么没吃过的都想尝一下。现在她却什么都吃不下，只能靠输液维持生命。

　　因为照顾母亲，我的注意力全放在母亲身上，对自己的病看淡了不少，不再像刚开始诊断出癌症时那样沮丧。

　　母亲的邻床住着一个 40 多岁的脑出血男患者，病情危重。因为是突然发病，家里人明显没什么思想准备，一时无法接受家中顶梁柱的坍塌。他得病前是一个国企的中层领导，是家里的经济支柱、妻子的依靠，而且还有一个上高二的孩子，现在他两眼失神、一动不动地躺在那里的样子，把妻子吓坏了，不知道该怎么办。

　　这位妻子每天愁眉不展地坐在一边哭泣，面对生活突然袭来的巨浪，她毫无招架之力。这位男患者的饮食起居都是他的妹妹在精心照顾着。于是，我耐心开导这位妻子，鼓励她勇敢面对生活中随时出现的变故，坚强一些。

管管这些"闲事"，我就把自己是个膀胱癌患者的事儿给忘了。

相比邻床的这个男人，我的病倒是不需要家里人寸步不离的守候。但精神上的支持，是每个癌症患者最重要的支撑。

我的妻子不是那种感情用事的人，我们相濡以沫多年，工作上又是同行，感情很深。知道我正在承受有生以来最严重的打击，她并没有慌乱，在我面前，她总是表现得轻松、乐观，就好像她知道我的病一定有办法治疗。

后来，我的几次肿瘤复发，也是细心的妻子发现我半夜小便异样，催促我赶紧去医院检查才没有贻误治疗时机。

这期间还发生了一件让我很痛心的事。我生病之后，大儿子为了照顾我，每天奔忙于医院、单位和家之间，心力交瘁，还不幸患上了甲型病毒性肝炎。在这场与癌症的"拉锯战"中，他一直处于战备状态，极难休息一回。作为家里的长子，他总是把太多责任背在自己身上，却忽略了自己。

在寻常日子里，你或许会对家人的陪伴不以为意。一旦遇到重大的人生挫折，有人在背后托你一把，常常起着难以估量的作用。同时，家人乐观、积极的态度对我也有很强的心理暗示，让我感到天还没有全塌下来，噩运可能会慢下脚步。且随着对膀胱癌的了解，我渐渐不那么害怕、沮丧了。我也慢慢悟出，管理好自己面对癌症的心态，是和正规治疗一样重要的事。

心态好是第一位的

其实，膀胱癌在众多癌症中，并不算最致命的，能不能挨过癌症的"暴击",心态尤为重要。

记得第一次手术治疗出院后,我寄希望于"保健品"提高免疫力,结果癌症半年就复发了,之后我就不信保健品了。

复发治疗出院后,我到中医医院就诊,希望通过中医调理以提高免疫力。医生开了"针对病症的汤药",吃了不短的时间,然而时过 9 个月,癌症又复发了。

我后来总结,相比这些调养手段,去医院定期复查、随诊,才是患癌后的头等大事。

我第二次复发手术治疗结束后,每个月都去医院做一次膀胱镜复查,看看肿瘤是否复发。这每月一次的检查,就像参加一回法院裁决,"有罪"还是"无罪",全凭一纸检查结果裁决。

膀胱癌和其他癌症不同,其他癌症是治疗的过程给患者带来很多痛苦,而膀胱癌的膀胱镜检查让人痛苦不堪。

膀胱镜检查需要膀胱镜经由患者尿道进入腹腔,在检查过程中,尿道常会因膀胱镜的摩擦而产生疼痛并出血。且膀胱镜检查一般只做局部麻醉,麻醉后患者还是会有痛感。做检查的时候,膀胱镜撑裂尿道的事也偶有发生,检查做完后,每次排尿,尿液里的盐分,都会刺激受损伤的尿道壁,让受伤的尿道壁肌肉再次承受被尿液腌渍的疼痛感。

每个等待复查报告的日子都是我最煎熬的时刻。如果检查结果是好的,我端着的一颗心马上放回肚子里,然后赶紧给我妻子、儿子和妹妹打电话报平安。电话里,经常能听到他们长长舒一口气,和我一样,放松了紧绷数天的神经。

接连几个月的复查,都没有再发现肿瘤的踪迹。但就在以为生活回到正轨时，一次复查结果显示，我的膀胱又出现了6处肿瘤。癌症竟然悄无声息地复发了。

那天我是自己去医院的，因为做检查、取结果早已成了家常便饭，我便没让妻子陪着。

夏医生看见我状态不对，就安慰我："别紧张啊，这又不会要你的命。"他说他有一个老患者，病得太重，手术也无能为力，于是他就坦率地告诉患者，"你这病确实不好治，我们也尽力了"。患者听后，迟疑了一下，站起身，很洒脱地扬了扬手说，"不好治就算了！"几年后，那位患者又来找夏医生，重病竟然没带走她，她似乎获得了新生。也许是因为没有把生死太放在心上，她旺盛的生命力竟然战胜了凶残的疾病，为她赢来了一线生机。

我明白，夏医生是希望通过这件事告诉我，和疾病抗争，心态好是第一位的。

我以前单位的技术部主任，也得了膀胱癌，但他对病情讳莫如深，不和任何人提起，好像得这病是多见不得人的事。他把痛苦深深埋藏在自己心里，弄得自己心理负担很重，人从老远一看，一副苦难深重的模样。知道我也是膀胱癌后他打电话询问我的情况，语言谨慎、沉重。知道他不想让别人知道自己的病情，我一句也没多说，他问什么，我答什么，就怕犯了他的忌讳。我俩通话后没多久，他就悄无声息地离世了。

还有位比我还年轻的中年男人，因为膀胱癌，在医院做了肿瘤切除手术。可手术之后，他总是怀疑自己的肿瘤没有切除干净，成天疑神疑鬼，惶恐不安。为了验证他的猜想是真的，他天天和医生磨，让医生为他进行第二次手术，把肿瘤细胞彻底清除。他的心态，不仅影响了术后康复，还让他平白多挨了一刀。

除了心态，工作也是把我从患癌阴影中拯救出来的利器。

记得癌症术后第一次复发时，正值非典型肺炎流行期间，我把工作带到病房去做。偌大的病房空荡荡的，没什么人，难得有这么安静的时候，我正好可以一边治疗，一边工作。

和癌症友好相处

在治疗的整个过程中，我都非常信任我的主治医生夏溟。年头久了，我和夏医生好像不只是单纯的医患关系，而是变成了可以性命相托的朋友。我还会把夏医生介绍给我患病的朋友。

夏医生经常说，自己愿意给两种人看病，即信任自己的，以及信任自己所在医院的人。

其实，医生这个群体内心的精神壁垒是很高的，多数人首先要保护自己不受伤害，才能悬壶济世。

到今年（2024 年）为止，我已经和癌症一起紧密共生了22 年。从最初发现患癌时的惊恐、错愕，到如今共存的坦然、镇定、积极作为，我对癌症的认识也在不断更新迭代。我早已不寄希望于彻底治愈癌症，但至少，我能做到和癌症友好相处，并积极控制住它的发展。

一位医生读了刘易斯·托马斯的《细胞生命的礼赞：一个生物学观察者的手记》后感触颇深，他写道，人类有时候太狂妄自大了，相信自己是万物的灵长和主宰，其实任何疾病，包括癌症，都是生命存在的正常形式，人类要消灭所有疾病，消除死亡那是徒劳的。癌症细胞也是我们人体的一部分，患癌是人的一个生命活动阶段，我们所要做的就是管教好它们。

夏溟 医学点评

给医生敢于冒险的勇气

杨先生是我的膀胱癌患者，记得他患膀胱癌时，已经 60 岁，快退休了。杨先生和我父亲是同龄人，也属兔，和我一个属相。

杨先生这 20 多年来发病、看病、治病和养病的全过程，我都参与其中，在这个过程中，我们的医患关系，自然而然地转变成互相信任、认可的朋友关系，几乎相当于亲人关系。我儿子小时候，杨老师给他做英语辅导老师，认真辅导他学习；儿子结婚时，杨先生夫妇作为好友出席。杨先生现在已经 82 岁高龄，但他仍然精神抖擞，神采奕奕，还能偕夫人全国各地旅游，看到他现今良好的健康状态，我作为一名医生，想给广大的癌症患者群体谈谈我的一些感悟。

在给杨先生治病，以及与杨先生一家人的交往中，我不断思考，杨先生身患癌症，却能与癌细胞共存如此长的岁月，快乐地生活，根本原因是什么？

透过现象看本质，利于癌症的早期发现

杨先生起初因为自己连续 2 天出现血尿而十分重视，及时去医院就诊，获得膀胱癌早期诊断和治疗。后期他夫人及时发现他

又出现血尿，进而发现杨先生肿瘤复发。

他的膀胱癌获得了及时的治疗，避免了肿瘤恶化和进展，手术保留膀胱的可能性就大。如果诊断晚了，肿瘤进展，可能就要行根治性膀胱全切，尿流重新改道，患者需要长期带尿袋，生活质量明显降低；严重时，肿瘤会发生全身转移。

膀胱癌典型的临床表现就是间歇性发生的无痛性肉眼血尿，好多患者发生血尿时很恐惧，但由于无痛，且间歇发生，血尿可以自然停止，所以有的患者不是很在意，误认为没事了，不做进一步检查。

曾经有个血尿患者，就是因为忽视膀胱癌的早期临床表现，导致肿瘤病情进展严重，整个膀胱被肿瘤侵犯，最后手术也无法保留膀胱。所以，患病后患者本人及家属掌握一定的医学常识非常重要。

那么如何才能早期发现膀胱癌呢？一般来说，出现无痛性血尿是膀胱癌的典型表现，肉眼或尿检发现尿中有红细胞，尤其是50岁以上的中老年人群，尤其要高度重视膀胱癌的可能。患者最好找泌尿外科专家看看，做一些专科检查，如膀胱镜检查或泌尿系统 B 超、CT。

哪怕疼痛，也要坚持定期复查

杨先生是一位有文化的学者，喜欢学习，得病后，他也经常学习和自己疾病相关的医学科普知识，经常向医生请教，久而久之，便掌握了很多膀胱癌相关的医学知识和变化规律。

杨先生知道癌症经过治疗也可能复发，便在随访复查过程中，高度警惕，严格执行医嘱，定期做膀胱镜检查、尿常规检查。

膀胱癌患者术后第一年，建议每 3 个月做 1 次膀胱镜检查；如果 1 年后没有复发，第二年改为每 6 个月复查 1 次；如果仍然没有复发，第三年可改为每年复查 1 次。

膀胱癌的随诊和复查是终生的，坚持很重要。有的患者心存侥幸，尤其是癌症治疗后 3 年都没问题，就以为彻底治愈了，便不去医院复查了。而杨先生一直坚持得很好，他的第三次复发是在第一次手术后 8 年发现，由于发现及时，我给予其微创治疗，效果令人满意。

膀胱癌患者术后前 3 年一共要做 7 次膀胱镜检查，这项检查本身有一定创伤，再加上患者的恐惧心理，很多患者难以坚持。作为医生，应该积极提高检查技术，在做膀胱镜检查操作时，尽量轻巧，避免损伤尿道，观察膀胱要准确快速，缩短检查时间，减少患者的疼痛和恐惧，还要及时安抚患者，平复他们的情绪。必要时，可以建议患者进行无痛膀胱镜检查。

对医生的高度信任，其实是赋予医生克服困难的勇气

杨先生发病初期，肿瘤的生长位置不是很好，正好紧贴右侧输尿管口，当初我采取微创电切手术给予其治疗，稍有不慎，很可能造成膀胱穿孔或输尿管口后期狭窄，严重时还会导致右肾积水。但杨先生对我高度信任，出现任何意外，他都相信我有能力处理。于是，我在做微创手术切除肿瘤过程中，面临膀胱穿孔和输尿管口损伤的风险时，没有心理负担。否则，我就会直接改微创手术为开放式手术，这样对医生来说，手术的安全性更大，但对患者来说，创伤会更大，尤其是出现并发症后，恢复时间

也长。

因此，在诊疗过程中，医患之间信任的培养和维护，对医疗决策和治疗方案的选择有很大影响。

和谐的医患关系，更有利于人性化的治疗

在杨先生长达 20 多年的治疗过程中，我们互相信任、尊重和帮助，这使得我们的关系更加亲密，也让我敢于为他选择最适合他的个性化治疗方案。

在他的治疗中，如果完全按照疾病诊疗指南，会受很多条条框框制约，但我明白，"诊疗指南"并不适合每一位患者，个性化的治疗方案才是最合理的。医疗指南常常限制人性化、个体化治疗能力的发挥，增加过度医疗的可能性。

我的美国老师曾经教导我，作为医生，在做临床方案决策时，面对这样或那样的情况时，如果能把患者当成自己的父母或自己，此时所选择的治疗方案，才是最佳方案。

在杨先生化疗和复查过程中，我根据他具体的病情特点，把他当成自己的父亲看待，科学、合理、人性化地减少了很多次膀胱镜这种有创检查，也避免了一些过度的化疗。

医患之间互相信任的和谐关系形成，也是要有时间积累的。很多医生选择的治疗方案除了考虑患者安全外，往往也会考虑自己的安全，为了不让别人对自己的方案挑出"毛病"，循规蹈矩按照诊疗指南行事，谁也不好挑刺。

还有的时候，"较左"的治疗方案，也容易被人们认为是积极的、充满关心的、负责任的、安全的，但其实未必是最适合患者的。

过度医疗给患者带来的不仅有身体的伤害，还会造成严重的经济负担。在杨先生术后随诊过程中，按照常规，每3个月要做1次膀胱镜检查，但随着我对他病情的熟悉和掌握，以及他对我信任度的增强，我就采取个性化方案，让他每6个月做1次膀胱镜检查，2次膀胱镜检查之间加做一个无创的膀胱B超，这样不仅节省检查费，还能减少他的痛苦，避免反复进行膀胱镜检查造成尿道损伤和严重的尿道狭窄。可见，套路化、千篇一律的做法肯定不是人性化的选择。

及时改变心态对康复很重要

杨先生刚发现自己患癌时，一下陷入悲观、恐惧的心理状态中不能自拔。在医生和家人的帮助下，他一边不断学习医学知识，一边积极调整心态，情绪最终平复下来，渐渐地，他完全能正确看待肿瘤，把肿瘤细胞当朋友，与肿瘤细胞共存。

肿瘤的发生与发展，与基因改变有关，与患者的心态和不良情绪也有很大关系。据我们多年的临床观察发现，长期性格压抑和情绪低落的内向型人，容易发生肿瘤。因为情绪不好会导致免疫力降低，当体内出现突变的肿瘤细胞，不能及时被人的免疫系统清除时，肿瘤细胞会快速分裂繁殖。所以，我们医生有责任指导患者多学习医学科普知识，降低患者对肿瘤的恐惧感，保持乐观的心态，积极与肿瘤做朋友。

韩国某大学的院长，身患肝癌并转移到肺，他在积极治疗疾病的同时，很注意保持乐观情绪。患癌十几年后，79岁的高龄，他仍然非常健康地活着，还积极参加各种医疗学术活动。他就是把肿瘤当朋友的典范。

肿瘤的综合治疗发挥重要作用

有些人患了肿瘤，一心只想通过手术解决问题，其实手术治疗是一把双刃剑，且不是唯一的治疗手段。手术的优势是可以快速切除肿瘤，但在这个过程中，对肿瘤邻近器官也会造成损伤，甚至有牵一发而动全身的严重影响。所以说，手术治疗是双刃剑。《孙子兵法》说："不战而屈人之兵，善之善者也。"我虽然很喜欢做手术，热爱手术，但我不轻易动手术。我治病有个原则：能用语言治病的（"话疗"），不用药物；能用药物治疗的，不用手术；能用小手术微创治疗的，不用大手术或开放性手术。

不管是哪种治疗方法，都存在利弊。因此，我还有个指导原则，就是强调综合治疗。综合治疗的目的就是发挥多种治疗方法的优势，避免劣势，形成合力。抗癌除了可以使用西医疗法，还可以配合中医疗法，甚至心理疗法、音乐疗法等。

杨先生患膀胱癌之后，除了手术，我还让他积极配合化疗和中医治疗，这对减少肿瘤复发次数，缓解肿瘤恶性进展，起到了重要作用。

以上是我在诊治杨先生疾病过程中的一点点感悟，希望对大家有所帮助。身患肿瘤的患者，要积极调整心态，学会与肿瘤细胞共存。

肿瘤并不可怕，与"狼"共舞，方显英雄本色。